J'AI BIEN MÉRITÉ CE PETIT GÂTEAU

Et autres mensonges qui vous font manger

BARB RAVELING

Dessin de couverture : Volha Sakovich
Premier design de couverture : KCgraphicdesign @fiverr.com
Design de la couverture finale et de la quatrième de
couverture : Teddi Black
Photographie de l'auteur : Scott Raveling
Traduction : Nolwenn Garaud

Ce livre ne vise pas à se substituer aux avis de professionnels.
Si vous êtes aux prises avec un problème grave, veuillez le
combattre sous la direction d'un thérapeute professionnel ou
d'un médecin.

L'ensemble des citations de la Bible proviennent de la Bible
Segond 21, Copyright © 2007 par la Société biblique de
Genève. www.universdelabible.net/segond-21

ISBN : 9780980224382

À Scott, Jenny, Abby, et Tanya.

Merci d'avoir continué à me conseiller sans vous lasser malgré la répétition infinie de mes « Quelle question vous préférez ? Celle-ci ou celle-là ? ». Je vous suis vraiment reconnaissante !

À Nolwenn et Anne-Claire

Un très grand merci pour tout votre aide. Avec vous le processus de traduction a été beaucoup plus précis et amusant.

Sommaire

Les mensonges qui vous font manger

Les émotions qui vous font manger

Préface

J'ai commencé à écrire *J'ai bien mérité ce petit gâteau (et autres mensonges qui vous font manger)* il y a quelques années. À cette époque je ne savais pas que j'écrivais un livre : je me contentais d'écrire des questions et de rassembler des versets de la Bible.

Je n'aurais pas continué plus loin si, au même moment, je n'avais enseigné à un groupe d'adolescents. L'un des garçons de la classe a dit : « Tu devrais mettre ces questions sur une appli et l'appeler iBarb ! »

J'ai rigolé. C'était une idée amusante – mais, bien entendu, je n'aurais jamais été capable de faire une appli iPhone.

J'ai cependant pensé qu'il y avait là une idée intéressante : une application qui ne se contenterait pas de *pister* les comportements, mais qui aiderait à renouveler ses pensées afin de *modifier* son comportement.

L'idée serait restée sans suite sans une heureuse coïncidence : un de mes fils gagne sa vie en programmant des applications pour iPhone. Je l'ai donc appelé puis ai nerveusement commencé à travailler sur le projet.

Six mois plus tard (après avoir écrit et réécrit les questions au moins un million de fois), l'application *J'ai bien mérité ce petit gâteau* était parée pour le lancement. Après l'avoir mise sur le marché, j'ai réalisé que tout le monde n'avait pas forcément d'iPhone. C'était par exemple mon cas !

À cette époque, j'étais incapable de faire passer l'application vers un autre format car je passais trop de temps à remettre cette tâche au lendemain – la charge de travail me paraissait trop importante.

Puis Dieu à commencer à me changer. J'ai utilisé les questions du livre pour qu'Il m'aide concernant mon problème de procrastination et, lentement mais sûrement, Il s'est mis à agir sur moi de l'intérieur jusqu'à ce que les effets en soient visibles.

Ce que vous tenez entre les mains est une conséquence de cette puissance de Dieu. Il a pris en main la procrastinatrice désireuse d'une vie facile que j'étais pour la transformer en renouvelant ses pensées.

Lorsque l'on commence une tâche – qu'il s'agisse de résoudre un problème d'alimentation, de procrastination ou tout autre problème – on commence par croire le mensonge que *l'on n'y arrivera jamais*.

C'est ce que je pensais concernant la nourriture il y a sept ans, et ce que je pensais concernant la procrastination et le fait de faire les choses il n'y a pas plus tard que neuf mois. Mais, grâce Lui en soit rendu, Dieu est capable de nous transformer.

La transformation est difficile. On se dit que c'est trop de travail, pendant trop longtemps – pour trop d'échecs. Des pensées comme « De toute façon, je ne changerai jamais, alors à quoi bon ? » nous assaillent. On veut abandonner.

Voilà pourquoi nous avons si désespérément besoin de l'aide de Dieu : nous ne pouvons pas le faire par nous-même.

J'ai bien mérité ce petit gâteau est un outil à utiliser pour se rapprocher de Dieu concernant son alimentation. Il contient des versets de la Bible et des questions que vous pouvez utiliser pour parler avec Lui de la nourriture et de la vie.

Ces questions et versets de la Bible vous aideront à contrôler vos désirs lorsque la tentation surgira – vous finirez par vous débarrasser du désir même d'enfreindre vos limites.

Si le renouvellement des pensées et les limites alimentaires vous sont familiers, plongez-vous sans plus tarder dans ce livre.

Si ce n'est pas le cas, reportez-vous à l'annexe à la fin de cet ouvrage ou, si vous comprenez l'anglais, aux études bibliques gratuites sur les régimes sur barbraveling.com, ou mon étude biblique, *Freedom from Emotional Eating*.

Je prie pour que Dieu vous bénisse durant votre lecture des questions et versets bibliques de ce livre.

Comment utiliser ce livre

Avez-vous déjà rencontré quelqu'un qui ne se soucie vraiment pas de la nourriture ? Qui oublie même de manger ?

Mon mari est l'une de ces personnes. Il est capable de passer devant une viennoiserie tout juste sortie du four exhalant un arôme délicieux et simplement dire : « Mmm, ça à l'air bon. »

Puis de continuer à avancer car il ne lui viendrait jamais à l'idée de manger quand il n'a pas faim.

Moi, par contre, si je passais devant la même viennoiserie, je me disais, « Rien au monde n'est plus extraordinaire que cette viennoiserie. Il faut que je la mange sur-le-champ. »

Puis je le faisais.

Voici donc ma question : existe-t-il un espoir pour ceux d'entre nous désireux de manger tout ce qu'ils croisent ?

Ou devons-nous passer notre vie à essayer de mobiliser toute la maîtrise de soi possible, rien que pour espérer un semblant de normalité en termes de poids ?

L'espoir existe.

On le trouve dans un verset de la Bible : « Ne vous conformez pas au monde actuel, mais soyez transformés par le renouvellement de l'intelligence » (Romains 12:a).

Dans ce verset Paul nous dit que le changement commence à l'intérieur, par le renouvellement des pensées. Le meilleur moyen d'aborder la perte de poids n'est pas de se focaliser sur le fait de dire « non » à la viennoiserie.

Il s'agit de se concentrer pour **modifier les pensées** qui nous donnent envie de lui dire « oui ».

J'ai bien mérité ce petit gâteau est un livre qui vous aidera à modifier la façon dont vous pensez à la nourriture afin de vous permettre de perdre du poids durablement.

Voici comme ça marche : si vous regardez la table des matières, vous verrez deux sections : « Les mensonges qui vous font manger » et « Les émotions qui vous font manger ». Prenez un instant pour regarder cette première catégorie. Elle recense vingt mensonges différents qui nous font trop manger.

Voyez-vous comment le mensonge de Manger par gourmandise (« Ça a l'air bon. Je devrais en manger. ») correspond à ce que je pensais face à la viennoiserie ?

Si vous allez au chapitre Manger par gourmandise, vous verrez neuf questions. Ces questions sont conçues pour faire apparaître les mensonges auxquels vous croyez concernant la nourriture et qui vous font manger quand vous n'avez pas faim.

Utilisez ces questions pour dialoguer avec Dieu concernant ce qui vous tente. Vous pouvez même imaginer que c'est Lui qui vous pose les questions.

Essayons dès maintenant en partant de la situation dont nous venons de parler «avec la viennoiserie». Nous allons réfléchir à ces questions et voir comment elles permettent de faire évoluer notre esprit à propos de cette viennoiserie.

Questions sur la Gourmandise

1. Sur une échelle de 1 à 10, quelle note mériterait le goût de ce produit ou cet aliment ?

Généralement, quand nous voyons de la nourriture qui appartient à notre catégorie préférée d'aliments, nous pensons automatiquement : « C'est génial, il faut que j'en mange. » Mais la vérité est que tous les délices n'ont pas été créés égaux.

Certains valent 10/10, mais d'autres ne valent que 6 ou 7. La première question dans Manger par gourmandise vous fera vous poser cette question : « Est-ce que ça va être aussi bon que je le pense ? » Si ce n'est pas le cas, ne mangez pas.

Vous pourriez même définir une règle : si c'est mauvais pour mon poids de manger quelque chose, j'éviterais de le faire à moins que ça ne vaille au moins 9/10.

2. Quelle quantité vous faudrait-il en manger pour vous satisfaire ?

Espérons que la réponse à cette question soit « Une seule viennoiserie ». Si la réponse est « Je peux en manger encore et encore et encore sans *jamais* être rassasié. » alors il est probable que vous mangiez pour des raisons émotionnelles. Dans ce cas, mieux vaut consulter les questions relatives à l'alimentation émotionnelle et travailler à partir de celles-ci.

3. Pouvez-vous en manger sans enfreindre vos limites ?

Lorsque nous voyons de la nourriture vraiment appétissante, notre esprit est souvent tellement dévoré par l'envie de manger que nous n'arrivons plus à penser clairement. Tout ce que nous avons en tête, c'est : « Je veux manger ! »

Cette question nous arrache à notre obsession : « Attends un instant. Puis-je en manger sans enfreindre mes limites ? » Si la réponse est non, cela conduit à repenser aux raisons pour laquelle nous nous fixons des limites.

C'est toujours une bonne chose d'y repenser. Si nous faisons l'effort de nous rappeler ce à quoi la vie ressemble avec et sans limites, cela nous conduit à vraiment *vouloir* les suivre. (Note : si le mot *limite* ne vous est pas familier, consultez l'annexe.)

4. À quelle fréquence allez-vous suivre vos limites si vous ne les suivez que lorsque vous en avez envie ? (Soyez honnête.)

Nous nous persuadons souvent qu'il sera plus facile de suivre nos limites demain. Cette question nous ramène à la réalité. Suivre ses limites n'est *jamais* facile. Alors autant les suivre dès maintenant.

5. Pensez-vous que Dieu veuille que vous suiviez vos limites ? Pourquoi ?

En répondant aux questions, veillez à bien faire le tour du pour et du contre en répondant aux « Pourquoi ? »

Afin de modifier notre façon de penser, il faut déjà commencer par penser ! Cela implique de faire des efforts dans notre vie spirituelle. Faire le tour du pour et du contre vous aidera à faire des efforts dans votre vie spirituelle.

Dieu se soucie-t-il vraiment que vous suiviez vos limites ? Pourquoi ? Essayez d'y répondre de manière aussi détaillée que possible. Voici comment j'y réponds.

Oui, Dieu veut que je suive mes limites car Il sait à quel point la nourriture peut m'obséder. Il sait également que je me tourne vers la nourriture en cas de difficultés émotionnelles. Et Il sait que j'utilise la nourriture pour procrastiner.

Dieu veut que je l'aime *Lui* – et non la nourriture – de tout mon cœur. Il veut que je me tourne vers Lui – et non vers la nourriture – pour surmonter mes difficultés émotionnelles. Et Il veut que je me tourne vers Lui – et non vers la nourriture – quand je n'arrive pas à écrire.

Mes limites me permettent de me tourner vers Lui plutôt que vers la nourriture. Alors oui, je pense que Dieu veut que je m'impose des limites concernant la nourriture. Voyez-vous combien cette question aide à commencer à se dire : « Hum, peut-être qu'après tout je ne devrais pas manger cette viennoiserie ? »

6. Vous est-il généralement facile de suivre vos limites, ou vous faut-il abandonner quelque chose pour y parvenir ?

D'habitude, j'avance dans la vie en pensant que tout devrait être facile. Cette question me rappelle la vérité : ce n'est pas facile de suivre ses limites. Bien entendu. Je l'oublie tout le temps. J'ai besoin de cette question pour me rappeler que je ne dois pas m'attendre à ce que ce soit facile.

7. Que vous faudra-t-il abandonner pour respecter vos limites cette fois-ci ?

Dans ce cas, il me faudra abandonner la viennoiserie.

8. À quoi ressembleront votre vie et votre corps après quelques mois à suivre vos limites si vous développez l'habitude de vous y atteler consciencieusement ?

Voilà une autre question à laquelle il vous faudra répondre de manière aussi détaillée que possible. Voici ce qui arrivera si vous suivez vos limites consciencieusement pendant deux ou trois mois : vous perdrez du poids. Vous vous sentirez mieux. Vous aurez plus d'énergie. Vous vous réveillez le matin sans regret. Et vous prendrez espoir de parvenir à vous débarrasser du contrôle qu'exerce la nourriture sur vous. Le simple fait de lister ces avantages donne envie de suivre ses limites.

9. Quand vous pensez à tout ce que vous y gagnerez, ce sacrifice semble-t-il en valoir la peine ?

Une fois arrivée à cette question, si j'ai bien pris le temps de réfléchir pleinement aux réponses aux questions précédentes, j'aurai *vraiment* envie de dire « non » à la viennoiserie. Les questions permettent de renouveler ses pensées – de voir la vie et la nourriture d'un point de vue biblique.

Aller trouver de l'aide auprès de Dieu

Les questions sont également un moyen de se rapprocher de Dieu. Si vous regardez l'exemple ci-dessus, vous n'aurez sûrement pas l'impression que je parle à Dieu. C'est parce que vous ne voyez pas ce qui se passe *au-delà* du papier.

Lorsque je renouvelle mes pensées, il m'arrive souvent de poser mon crayon pour rendre visite à Dieu. Pour Le remercier. Pour réfléchir à Sa Parole. Pour Lui poser une question. Et pour m'imprégner de Son amour.

Le renouvellement des pensées est comme une consultation. Une visite auprès de notre Père pour réfléchir à la vie. C'est un moment de communion incroyable, mais également un moment de conviction. Souvent, cela me conduit à me faire prendre conscience de mes péchés et à m'agenouiller pour m'en repentir.

Pendant que vous renouveler vos pensées, rappelez-vous que Dieu est un Père aimant qui désire vous aider, et non un parent perfectionniste qui veut vous condamner (Romains 8:1).

Souvenez-vous également que Jésus a été dans la même situation que vous. Il a été confronté à toutes les tentations que vous combattez (Hébreux 4:15). Il est donc parfaitement apte à vous aider à résoudre vos problèmes. Et enfin, rappelez-vous que le Saint-Esprit est votre maître (Jean 14:26) et qu'Il désire vous aider.

Savoir quelles questions utiliser

Au début, il peut être difficile de savoir quelles questions utiliser. Cela deviendra plus facile avec le temps. En général, plusieurs séries de questions peuvent être utiles.

Ainsi, si vous avez l'impression de *mériter* la viennoiserie, utilisez les questions relatives à l'impression de mérite. Si vous repoussez du travail, utilisez celles sur la procrastination. Et si vous cherchez à pimenter votre vie, utilisez celles sur l'ennui.

Vous remarquerez également qu'il y a toute une section consacrée à l'alimentation émotionnelle. Si vous mangez pour des raisons émotionnelles, essayez de résoudre la situation elle-même plutôt que votre seul désir de manger.

Par exemple, disons qu'un membre de votre famille vous exaspère et que cela vous donne envie de manger. Utilisez les questions sur la colère pour renouveler vos pensées. Si vous vous débarrassez de l'émotion qui vous pousse à manger, vous vous débarrasserez également du désir de manger. Si vous n'avez pas le temps de résoudre le problème, consultez les questions relatives à l'alimentation émotionnelle.

Quand utiliser les questions ?

Il y a trois manières différentes d'aborder les questions. Vous pouvez les utiliser a) quand vous êtes tenté d'enfreindre vos limites, b) lorsque vous enfreignez vos limites, ou c) une à deux fois par jour.

1. Avant d'enfreindre ses limites.

Si vous parvenez à vous y forcer, c'est la meilleure approche. Lisez une série de questions dès que vous êtes tenté d'enfreindre vos limites. Si possible, répondez aux questions dans votre journal. Autrement, faites-le dans votre tête.

Le but des questions est de renouveler vos pensées avec vérité afin que vous n'ayez même plus *envie* d'enfreindre vos limites. Si vous constatez que votre désir disparaît après quelques questions seulement, il est inutile de répondre à toutes.

2. Après avoir enfreint ses limites.

Cela peut sembler contreproductif, mais lisez et répondez aux questions même après avoir enfreint vos limites.

Cela aura une double utilité. Tout d'abord, cela vous donnera envie de suivre vos limites pendant une heure ou deux. Deuxièmement, cela vous permettra de faire évoluer votre façon de considérer la nourriture.

Chaque petit bout de vérité qui entre dans votre esprit vous aide, même s'il n'y entre qu'une fois les limites enfreintes.

Si vous utilisez cette méthode, essayez de vous rappeler ce à quoi vous pensiez avant d'enfreindre vos limites. Puis choisissez une série de questions pour vous aider à gérer ces pensées. Si vous n'arrivez pas à vous en souvenir, utilisez les questions concernant la sensation d'échec.

3. Une ou deux fois par jour.

Une de mes amies a perdu près de 50 kg en utilisant ces questions. Mais plutôt que de les utiliser à chaque fois qu'elle se sentait sur le point de craquer, elle les a lues en commençant par la première série et a avancé dans l'ordre des chapitres.

Elle répondait aux questions dans son journal et y pensait tout au long de la journée. Dieu a utilisé les questions pour changer sa manière de considérer la nourriture, ce qui l'a aidée à respecter ses limites et à perdre du poids.

Comment utiliser les versets de la Bible

Vous vous rappelez que Jésus a utilisé des versets de la Bible quand Satan l'a tenté dans le désert (Matthieu 4:1-11) ? Nous pouvons utiliser les versets de la Bible de la même manière.

Dès que manger vous tente, jetez un verset biblique à la pensée ou au mensonge qui vous donne envie de manger.

Voici un exemple. Imaginons que je suis revenue dans ma cuisine et que je convoite la viennoiserie. Si j'arrête de la regarder pour me concentrer sur Romains 13:14, la probabilité que je dise « non » à la tentation augmente.

Romains 13:14 *Mais revêtez-vous du Seigneur Jésus-Christ et ne vous préoccupez pas de votre nature propre pour satisfaire ses convoitises.*

Romains 13:14 me rappelle ceci : « Je convoite cette viennoiserie mais Dieu ne veut pas que je convoite. Il faut que je prenne garde à ne pas me laisser guider par la chair. Je ferai mieux de suivre mes limites. »

1 Corinthiens 6:12 *Tout m'est permis, mais tout n'est pas utile ; tout m'est permis, mais je ne me laisserai pas dominer par quoi que ce soit.*

Je peux également jeter un œil sur 1 Corinthiens 6:12 et me dire : « Hum, tout est permis, donc je *pourrais* manger cette viennoiserie, mais cela ne me serait pas utile. Si je la mange, j'emprunterai le chemin cahoteux du non-respect des limites, et c'est un chemin qui ne finit jamais bien. Tu sais quoi ? Je ne vais pas me laisser diriger par cette viennoiserie. Je vais respecter mes limites. »

Vous comprenez comment ces versets de la Bible renouvellent votre esprit et altèrent vos désirs ? Ce qu'il y a d'incroyable avec la Bible c'est que ça marche. Elle s'applique à tous les aspects de la vie. Elle bouleverse la vie.

Prêt à vous lancer ?

Une des choses que j'aime à propos des questions et des versets de la Bible est qu'ils me fournissent un chemin pour aller demander à Dieu de m'aider à résoudre mes problèmes. Je prie pour qu'ils aient le même effet sur vous.

Si une étude biblique accompagnant ces questions vous intéresse, consultez *Un Goût pour la Vérité : 30 jours d'étude biblique sur la perte de poids.*

La meilleure façon d'apprendre à se servir de ce livre est de s'y plonger et de l'essayer. Pourquoi ne vous lanceriez-vous pas dès maintenant dans votre première série de questions et de versets de la Bible ?

Manger pour l'apparence

Si vous mangez parce que :

1. **Vous avez l'impression de devoir être mince :** voir les questions avidité/convoitise et les versets de la Bible.

2. **Vous avez l'impression que vous ne serez jamais mince :** voir manger par désespoir ou lassitude de lutter.

3. **Votre dernière pesée s'est mal passée :** voir manger à cause de la balance

4. **Vous avez l'air gros(se) :** voir insatisfaction, sentiment d'inadaptation, ou auto-condamnation.

5. **Vous avez peur de rencontrer des gens à cause de votre apparence physique :** voir inquiétude, insécurité sociale et auto-condamnation.

6. **Vous craignez le rejet ou la condamnation à cause de votre poids :** voir inquiétude, plaire aux gens, répondre aux attentes ou sentiment de rejet et de condamnation.

7. **Vous craignez de ne pas avoir l'air assez bien pour une occasion spéciale :** voir inquiétude, insatisfaction, sentiment d'inadaptation, ou auto-condamnation.

Versets de la Bible

Psaumes 139:13-15 C'est toi qui as formé mes reins, qui m'as tissé dans le ventre de ma mère. Je te loue de ce que je suis une créature si merveilleuse. Tes œuvres sont admirables, et je le reconnais bien. Mon corps n'était pas caché devant toi lorsque j'ai été fait dans le secret, tissé dans les profondeurs de la terre.

1 Samuel 16:7b En effet, l'Eternel n'a pas le même regard que l'homme : l'homme regarde à ce qui frappe les yeux, mais l'Eternel regarde au cœur.

Jean 6:27 Travaillez, non pour la nourriture périssable, mais pour celle qui subsiste pour la vie éternelle, celle que le Fils de l'homme vous donnera, car c'est lui que le Père, Dieu lui-même, a marqué de son empreinte.

Philippiens 4:11 Ce n'est pas à cause de mes besoins que je dis cela, car j'ai appris à être satisfait de ma situation.

Éphésiens 2:10 En réalité, c'est lui qui nous a faits ; nous avons été créés en Jésus-Christ pour des œuvres bonnes que Dieu a préparées d'avance afin que nous les pratiquions.

Romains 8:1 Il n'y a donc maintenant aucune condamnation pour ceux qui sont en Jésus-Christ.

1 Thessaloniciens 5:18 Exprimez votre reconnaissance en toute circonstance, car c'est la volonté de Dieu pour vous en Jésus-Christ.

1 Pierre 2:9 Vous, au contraire, vous êtes un peuple choisi, des prêtres royaux, une nation sainte, un peuple racheté afin de proclamer les louanges de celui qui vous a appelés des ténèbres à sa merveilleuse lumière.

1 Pierre 3:3-4 Que votre parure ne soit pas une parure extérieure – cheveux tressés, ornements d'or ou vêtements élégants – mais plutôt celle intérieure et cachée du cœur, la pureté incorruptible d'un esprit doux et paisible, qui est d'une grande valeur devant Dieu.

Astuces

Comme nous vivons dans une culture obsédée par l'apparence et qui définit la beauté par la « minceur », on en vient vite à penser qu'il faut être mince pour être acceptable.

Cela n'est pas vrai. Dieu s'inquiète bien plus de notre intérieur que de notre extérieur et Il nous aime tel que nous sommes. Si la tentation de vous voir à travers les yeux de la culture vous prend, voici une activité qui vous aidera :

Une fois par jour, tenez-vous face à un miroir et dites (ou criez) : « Hollywood n'a aucun droit de me dire que je ne suis pas acceptable quand le Dieu vivant, le Roi de l'univers, affirme que JE SUIS acceptable !! »

Cela peut sembler un peu embarrassant, mais ça fonctionne (même si vous préférerez peut-être le faire quand personne d'autre n'est à la maison).

Cela aide également à se concentrer sur l'objectif spirituel (se libérer du contrôle par la nourriture) plutôt que sur l'objectif physique (perdre du poids). Consultez les astuces dans Manger par sensation d'échec pour en lire plus à ce sujet.

Manger à cause de la balance

1. Combien espériez-vous perdre cette semaine ?
2. Pensez-vous que c'était une attente raisonnable ? Pourquoi ?
3. Selon votre expérience de régime passée, votre perte de poids suit-elle une jolie courbe, précise et toujours prévisible ? Si non, qu'arrive-t-il habituellement ?
4. Est-il plus important de perdre du poids, ou de renouveler ses pensées en permanence afin de changer sa façon de considérer la nourriture ? Expliquez.
5. Sur une échelle de 1 à 10, à quel point avez-vous fait en sorte de renouveler vos pensées cette semaine ?
6. Que gagneriez-vous à abandonner votre espoir d'une résolution rapide à ce problème tout en acceptant le fait que ça ne sera pas facile ?
7. Que pensez-vous que Dieu veuille vous enseigner à travers ces épreuves ?
8. Y a-t-il quelque chose que vous devriez accepter ?
9. De quoi pouvez-vous rendre grâce à Dieu dans cette situation ?

Versets de la Bible

Galates 6:9 Ne négligeons pas de faire le bien, car nous moissonnerons au moment convenable, si nous ne nous relâchons pas.

Philippiens 1:6 Je suis persuadé que celui qui a commencé en vous cette bonne œuvre la poursuivra jusqu'à son terme, jusqu'au jour de Jésus-Christ.

Philippiens 4:11 Ce n'est pas à cause de mes besoins que je dis cela, car j'ai appris à être satisfait de ma situation.

Romains 8:28 Du reste, nous savons que tout contribue au bien de ceux qui aiment Dieu, de ceux qui sont appelés conformément à son plan.

1 Thessaloniciens 5:18 Exprimez votre reconnaissance en toute circonstance, car c'est la volonté de Dieu pour vous en Jésus-Christ.

Voir aussi : insatisfaction, manger pour l'apparence, manger par déni et manger par sensation d'échec.

Astuces

La façon la plus simple d'arrêter de manger à cause de sa balance est de se débarrasser de sa balance. Vous pouvez vous en débarrasser pour de bon, pour quelques mois, ou simplement demander à quelqu'un de la tenir hors de votre portée pendant une semaine afin d'éviter la tentation de vous peser durant cette semaine.

Si vous décidez de garder votre balance, essayez de penser à votre poids comme étant une fourchette plutôt qu'un chiffre. Par exemple, au lieu de dire que vous pesez 68,8 kg, dites-vous que vous pesez 68-70 kg.

C'est une façon plus réaliste de considérer son poids car celui-ci fluctue régulièrement et ce même lorsque vous respectez vos limites. C'est aussi un moyen plus pertinent de considérer votre poids car vous résisterez à la tentation de manger par désespoir lorsqu'en posant les pieds sur la balance vous constaterez peser 69 kg.

Si vous échouez de manière répétée à perdre du poids alors même que vous suivez vos limites, vérifiez la section Manger par déni pour vous assurer que vous ne mangez pas plus que vous ne le pensez. Si vous ne perdez toujours pas ce que vous pensez devoir perdre, consultez un nutritionniste ou tout autre expert de la perte de poids.

Manger par complaisance

1. Pourquoi n'avez-vous pas envie de suivre vos limites aujourd'hui ?
2. Qu'avez-vous envie de manger ?
3. Combien vous faudra-t-il manger avant de pouvoir dire honnêtement, « Ça suffit, je n'en veux plus » ? Répondez précisément.
4. Arrivé à ce point, ressentirez-vous :
   a. Plus de satisfaction qu'à présent.
   b. Moins de satisfaction qu'à présent.
   c. À peu près le même niveau de satisfaction qu'à présent.
   d. Le désir de pouvoir faire disparaître cet épisode.
5. À quelle fréquence suivriez-vous vos limites si vous ne les suiviez que les jours où vous en aviez envie ? (Soyez honnête.)
6. Que gagneriez-vous à suivre vos limites aujourd'hui, tout difficile que cela soit ?
7. Pensez-vous que Dieu veuille que vous suiviez vos limites ? Pourquoi ?
8. Vous est-il généralement facile de suivre vos limites, ou vous faut-il abandonner quelque chose pour y parvenir ?
9. Dans ce cas précis, que vous faudra-t-il abandonner pour respecter vos limites ?
10. Si vous pensez à ce que vous gagnerez, le sacrifice en vaut-il la peine ?

Versets de la Bible

Psaumes 73:25 Qui d'autre ai-je au ciel ? Et sur la terre je ne prends plaisir qu'en toi.

Philippiens 1:21 En effet, Christ est ma vie et mourir représente un gain.

Philippiens 3:7 Mais ces qualités qui étaient pour moi des gains, je les ai regardées comme une perte à cause de Christ.

Philippiens 4:11-13 Ce n'est pas à cause de mes besoins que je dis cela, car j'ai appris à être satisfait de ma situation. Je sais vivre dans la pauvreté et je sais vivre dans l'abondance. Partout et en toutes circonstances j'ai appris à être rassasié et à avoir faim, à être dans l'abondance et à être dans le besoin. Je peux tout par celui qui me fortifie, [Christ].

Hébreux 12:11 Certes, au premier abord, toute correction semble un sujet de tristesse, et non de joie, mais elle produit plus tard chez ceux qu'elle a ainsi exercés un fruit porteur de paix : la justice.

1 Pierre 1:14-16 En enfants obéissants, ne vous conformez pas aux désirs que vous aviez autrefois, quand vous étiez dans l'ignorance. Au contraire, puisque celui qui vous a appelés est saint, vous aussi soyez saints dans toute votre conduite. En effet, il est écrit : « Vous serez saints car moi, je suis saint. »

Astuces

Manger par complaisance est une attitude qui exprime : « Je te veux et je t'aurai. Peu importe si tu es mauvais pour moi, peu importe si tu es hors limites – je te veux et ça me suffit. »

Si nous appliquons cette même attitude à d'autres choses – comme le sexe – il est plus facile de constater que c'est une mauvaise attitude. Dieu ne veut pas que nous couchions n'importe où avec n'importe qui.

Et pourtant nous pensons que *manger* n'importe quoi n'importe quand est acceptable. Pourquoi donc ?

J'imagine que c'est à cause des publicités que nous regardons à la télévision. Ces publicités nous encouragent à nous faire plaisir. Après tout, ne le méritons-nous pas ? La vie est courte. Ne devrions-nous pas en profiter ? Et comment en profiter sans manger tout ce que nous voulons ?

La clé pour surmonter l'alimentation par complaisance est de surmonter la source. Le Christianisme, c'est aimer Dieu de tout notre cœur, toute notre âme, tout notre esprit – et non aimer de cette manière la nourriture.

Parfois, il faut abandonner des choses qui ne sont pas en soit des péchés afin de bien aimer Dieu. J'ai dû faire cela avec le sucré. J'écrivais le chapitre sur l'idolâtrie de *Freedom from Emotional Eating* quand cette vérité m'a frappée : *le sucré était une idole dans ma vie.*

Alors je l'ai abandonné pour trois mois. Pour la première fois de ma vie, j'étais prête à abandonner le sucré pour toujours, si nécessaire. Heureusement, cela ne s'est pas avéré nécessaire. À mesure que Dieu brisait le contrôle qu'exerçait la nourriture sur ma vie, j'ai pu le réintroduire dans mon alimentation en quantités limitées jusqu'à arriver à ma restriction actuelle : pas de sucré avant le déjeuner à moins qu'il ne s'agisse d'un dessert à base de fruits.

Manger par complaisance a beaucoup de points communs avec manger car on croit le mériter. Ainsi, si ces versets et questions ne fonctionnent pas, essayez les versets et questions relatifs au prétendu mérite.

Manger par déni

1. Qu'avez-vous envie de manger ?
2. Enfreindrez-vous une limite en mangeant cela ?
   a. **Oui :** Quelle limite allez-vous enfreindre ? Comment aviez-vous prévu de vous justifier ? Est-ce une justification valide ? Pourquoi ?
   b. **Non :** Serez-vous plus susceptible d'enfreindre vos limites plus tard, en mangeant maintenant ? Si c'est le cas, quelles sont les chances que vous puissiez manger cela sans le regretter plus tard ?
3. Vous est-il généralement facile de suivre vos limites, ou vous faut-il abandonner quelque chose pour y parvenir ?
4. Dans ce cas précis, que vous faudra-t-il abandonner pour respecter vos limites ?
5. Que gagnerez-vous à respecter vos limites ?
6. Si vous pensez à ce que vous gagneriez, le sacrifice en vaut-il la peine ?

Versets de la Bible

Psaumes 120:2 Eternel, délivre-moi des lèvres fausses, de la langue trompeuse !

Romains 13:14 Mais revêtez-vous du Seigneur Jésus-Christ et ne vous préoccupez pas de votre nature propre pour satisfaire ses convoitises.

1 Thessaloniciens 5:6 Ne dormons donc pas comme les autres, mais veillons et soyons sobres.

1 Thessaloniciens 5:21 Mais examinez tout et retenez ce qui est bon.

1 Pierre 5:8 Soyez sobres, restez vigilants : votre adversaire, le diable, rôde comme un lion rugissant, cherchant qui dévorer.

Astuces

Il y a deux façons de manger par déni. La première est de se persuader que nous suivons nos limites alors que nous ne le faisons pas. La seconde implique de se convaincre que nous ne mangeons pas tant que ça alors que c'est le cas. Voici quelques exemples d'alimentation par déni :

1. Dire que l'on a faim quand ce n'est vraiment pas le cas.
2. Compter les calories que l'on mange, mais pas celles que l'on boit.
3. Se dire que ça faisait partie du repas quand ça a été rajouté après coup.
4. Compter la nourriture ingérée à table au cours du repas, mais ignorer celle que l'on mange quand on se tient devant le four.
5. Compter les cookies que l'on mange mais ignorer la pâte dégustée en préparant les cookies.

Pour perdre du poids et ne pas le reprendre, il faut être honnête sur ce que l'on mange. Si vous suivez honnêtement et sérieusement vos limites depuis plusieurs semaines et que vous ne perdez toujours pas de poids, consultez un spécialiste de la perte de poids.

Manger par désespoir

1. Depuis combien d'années combattez-vous vos problèmes de poids et d'alimentation ?

2. Depuis combien d'années (ou de semaines) faites-vous vraiment attention à combattre par la vérité les mensonges qui alimentent vos habitudes ?

3. Sur une échelle de 1 à 10, à quel degré avez-vous fait attention ?

4. Lorsque vous pensez au temps depuis lequel vous renouvelez vos pensées, comparé au temps depuis lequel vous avez ce problème, est-il réaliste d'envisager une victoire à 100 % pour le moment ? Pourquoi ?

5. Puisqu'il est impossible de changer le passé, que pensez-vous que Dieu veuille que vous fassiez maintenant ?

    a. Tenter de trouver le régime parfait qui rend la perte de poids facile et amusante. (Note : ce régime existe-t-il ?)

    b. Laisser tomber et vous empiffrer.

    c. Vous flageller et ressasser à quel point vous êtes nul.

    d. Vous asseoir et attendre que Dieu vous change quand Il l'aura jugé bon.

    e. Vous rappeler que vous menez une bataille spirituelle et vous attendre à ce que ce soit difficile. Livrer cette bataille avec des armes spirituelles et renouvelez vos pensées à chaque fois que vous serez sur le point d'outrepasser vos limites. Faire confiance à Dieu pour vous changer quand Il l'aura jugé bon.

6. Quel choix êtes-vous le plus susceptible de faire ?

7. Que pouvez-vous attendre si vous choisissez la dernière alternative ? (Pensez à Jésus dans le désert, Jésus à Gethsémané, l'attaque de Job par Satan et Hébreux 12:11.)

8. Y a-t-il quelque chose que vous devriez accepter ?
9. Y a-t-il quelque chose qu'il faut que vous fassiez ?
10. Cela vous aiderait-il que quelqu'un supervise votre renouvellement spirituel ? Si oui, à qui pourriez-vous demander ?

Versets de la Bible

Psaumes 18:29 Avec toi je me précipite sur une troupe tout armée, avec mon Dieu je franchis une muraille.

Psaumes 30:6b Le soir arrivent les pleurs, et le matin l'allégresse.

Psaumes 37:23-24 L'Eternel affermit les pas de l'homme, et il prend plaisir à sa voie ; s'il tombe, il n'est pas rejeté, car l'Eternel lui prend la main.

Jérémie 32:27 C'est moi qui suis l'Eternel, le Dieu de toute créature. Y a-t-il quoi que ce soit de trop difficile pour moi ?

Jean 8:10-11 Alors il se redressa et, ne voyant plus qu'elle, lui dit : « Femme, où sont ceux qui t'accusaient ? Personne ne t'a donc condamnée ? » Elle répondit : « Personne, Seigneur. » Jésus lui dit : « Moi non plus, je ne te condamne pas ; vas-y et désormais ne pèche plus. »

Romains 8:1-2 Il n'y a donc maintenant aucune condamnation pour ceux qui sont en Jésus-Christ. En effet, la loi de l'Esprit qui donne la vie en Jésus-Christ m'a libéré de la loi du péché et de la mort.

Galates 6:9 Ne négligeons pas de faire le bien, car nous moissonnerons au moment convenable, si nous ne nous relâchons pas.

Philippiens 1:6 Je suis persuadé que celui qui a commencé en vous cette bonne œuvre la poursuivra jusqu'à son terme, jusqu'au jour de Jésus-Christ.

Hébreux 10:36 Oui, vous avez besoin de persévérance pour accomplir la volonté de Dieu et obtenir ainsi ce qui vous est promis.

Philippiens 3:13-14 Frères et sœurs, je n'estime pas m'en être moi-même déjà emparé, mais je fais une chose : oubliant ce qui est derrière et me portant vers ce qui est devant, je cours vers le but pour remporter le prix de l'appel céleste de Dieu en Jésus-Christ.

Hébreux 4:15-16 En effet, nous n'avons pas un grand-prêtre incapable de compatir à nos faiblesses ; au contraire, il a été tenté en tout point comme nous, mais sans commettre de péché. Approchons-nous donc avec assurance du trône de la grâce afin d'obtenir compassion et de trouver grâce pour être secourus au moment opportun.

Hébreux 12:11 Certes, au premier abord, toute correction semble un sujet de tristesse, et non de joie, mais elle produit plus tard chez ceux qu'elle a ainsi exercés un fruit porteur de paix : la justice.

Jacques 1:2-4 Mes frères et sœurs, considérez comme un sujet de joie complète les diverses épreuves auxquelles vous pouvez être exposés, sachant que la mise à l'épreuve de votre foi produit la persévérance. Mais il faut que la persévérance accomplisse parfaitement sa tâche afin que vous soyez parfaitement qualifiés, sans défaut, et qu'il ne vous manque rien.

Astuces

Manger par désespoir est une attitude qui exprime ceci : « Je ne m'en sortirai jamais. Alors pourquoi me fatiguer ? » Cette attitude suit généralement une période d'échec.

La clé pour surmonter l'alimentation par désespoir est de réaliser que l'échec n'est pas la fin du monde. Ce n'est qu'une étape de plus sur la route qui mène à la victoire. Utilisez votre échec comme une opportunité pour vous rapprocher de Dieu et apprendre de vos erreurs.

Si vous renouvelez vos pensées à chaque fois que vous enfreignez vos limites, la vérité finira bien par vous changer. Pas aussi tôt que vous le désireriez, mais cela arrivera en fin de compte. Continuez vos efforts et ayez confiance en Dieu pour qu'il agisse en vous.

Pour une aide supplémentaire avec ce problème, lisez les astuces des chapitres lassitude de lutter, sensation d'échec et perfectionnisme.

Manger par sensation d'échec

1. Êtes-vous l'une de ces rares personnes qui parviennent à respecter leurs limites parfaitement et sans effort sans jamais les enfreindre ?
   Si non, quelle est la triste vérité qu'il vous faudra accepter dès maintenant ?

2. Vu qu'il est impossible de revenir en arrière pour modifier ce que vous avez mangé aujourd'hui, que pensez-vous que Dieu veuille que vous fassiez ?
   a. Oublier vos limites pour le restant de la journée et recommencer à zéro demain matin.
   b. Vous flageller.
   c. Vous rappelez que vous menez une bataille spirituelle. Poursuivre cette lutte avec des armes spirituelles, en sachant que parfois vous perdrez. Dans les prochaines 24 heures, utiliser ces armes avec une assiduité particulière afin de ne pas enfreindre à nouveau vos limites.

3. Quel choix êtes-vous le plus susceptible de faire ?
   Pourquoi ?

4. Y a-t-il une probabilité de ne pas regretter ce choix plus tard, si vous l'adoptez maintenant ?

5. Si vous désirez mener une vie avec des limites, n'y a-t-il pas un moment où vous devrez arrêter de les enfreindre ?

6. En quoi arrêter aujourd'hui serait-il avantageux ?

7. À quoi ressembleront votre vie et votre corps après quelques mois à suivre vos limites si vous développez l'habitude de vous y atteler consciencieusement ?

8. Quand vous pensez à ce que vous y gagnerez, le sacrifice de suivre vos limites pour le reste de la journée en vaut-il la peine ?

Versets de la Bible

Romains 6:1-2 Que dirons-nous donc ? Allons-nous persister dans le péché afin que la grâce se multiplie ? Certainement pas ! Nous qui sommes morts pour le péché, comment pourrions-nous encore vivre dans le péché ?

Romains 13:14 Mais revêtez-vous du Seigneur Jésus-Christ et ne vous préoccupez pas de votre nature propre pour satisfaire ses convoitises.

Galates 6:9 Ne négligeons pas de faire le bien, car nous moissonnerons au moment convenable, si nous ne nous relâchons pas.

Philippiens 1:6 Je suis persuadé que celui qui a commencé en vous cette bonne œuvre la poursuivra jusqu'à son terme, jusqu'au jour de Jésus-Christ.

Hébreux 12:11 Certes, au premier abord, toute correction semble un sujet de tristesse, et non de joie, mais elle produit plus tard chez ceux qu'elle a ainsi exercés un fruit porteur de paix : la justice.

Jacques 1:12 Heureux l'homme qui tient bon face à la tentation car, après avoir fait ses preuves, il recevra la couronne de la vie que le Seigneur a promise à ceux qui l'aiment.

Voir aussi : auto-condamnation, regret, manger par désespoir, par lassitude de lutter.

Astuces

Le meilleur moyen d'éviter de manger par sensation d'échec est de renouveler vos pensées *à chaque fois* que vous enfreignez vos limites – avant de prendre chaque nouvelle bouchée. Si vous vous condamnez, essayez les questions et les versets bibliques relatifs à l'auto-condamnation et au regret.

Cela aide également à se concentrer sur la bataille spirituelle (se libérer du contrôle par la nourriture) plutôt que sur la bataille physique (perdre du poids).

Voici pourquoi : si vous considérez l'échec d'un point de vue biblique, ce que vous venez de manger importe peu. Qu'il s'agisse de cent calories ou de trois mille, votre tâche reste la même : renouvelez vos pensées afin de pouvoir vous libérer du contrôle par la nourriture.

Alors que si vous considérez l'échec d'un point de vue physique, la quantité de nourriture ingérée aura une *très grande* importance. En effet, vous aurez alors mis à mal vos chances d'être mince – ce qui conduira à manger par désespoir.

Un autre avantage à considérer l'échec d'un point de vue biblique est que Dieu est un maître bien plus bienveillant et aimant que le reste du monde.

Le monde (du moins dans notre tête) dit : « Quoi ?! Tu as avalé combien de calories ?! C'est horrible, tu es nullissime !! Tu vas rester un gros tas jusqu'à ta mort !! »

Dieu, d'un autre côté, dit : « Je comprends à quel point c'est difficile. J'ai vécu sur Terre, te rappelles-tu ? Ne désespère pas. Emplis ton esprit de vérité, et la prochaine fois tu risqueras moins de succomber. Je ne te condamne pas, mais ce n'est pas pour ça que je veux que tu continues à manger. Oh, au fait, t'ai-je dit à quel point je t'aime dernièrement ? »

À chaque fois que vous enfreignez vos limites, essayez de renouveler vos pensées avant de prendre une autre bouchée. Cela vous évitera un accès de gloutonnerie incontrôlé.

Manger émotionnellement

1. Qu'est-ce qui se passe dans votre vie qui vous donne envie de manger ?
2. Quelle est l'émotion qui vous domine ?
3. Manger vous fera-t-il vous sentir mieux ? Si oui, pendant combien de temps ?
4. Manger résoudra-t-il vos problèmes ?
5. Manger créera-t-il de nouveaux problèmes ? Expliquez.
6. De quoi vos limites vous protègent-elles ?
7. Ressentez-vous actuellement un besoin de protection ?
8. Que pensez-vous que Dieu veuille vous enseigner à travers cette épreuve ?
9. Y a-t-il quelque chose que vous devriez accepter ?
10. De quoi pouvez-vous rendre grâce à Dieu dans cette situation ?

Versets de la Bible

Psaumes 3:4 Mais toi, Eternel, tu es mon bouclier, tu es ma gloire, et tu relèves ma tête.

Psaumes 61:2-3 Ô Dieu, écoute mes cris, sois attentif à ma prière ! Des extrémités de la terre, dans ma faiblesse, je crie à toi : conduis-moi sur le rocher trop élevé pour moi !

Jérémie 29:11-13 « En effet, moi, je connais les projets que je forme pour vous, déclare l'Eternel, projets de paix et non de malheur, afin de vous donner un avenir et de l'espérance. Alors vous m'appellerez et vous partirez, vous me prierez et je vous exaucerai. Vous me chercherez et vous me trouverez, parce que vous me chercherez de tout votre cœur. »

Jérémie 32:27 C'est moi qui suis l'Eternel, le Dieu de toute créature. Y a-t-il quoi que ce soit de trop difficile pour moi ?

Romains 5:3-4 Bien plus, nous sommes fiers même de nos détresses, sachant que la détresse produit la persévérance, la persévérance la victoire dans l'épreuve, et la victoire dans l'épreuve l'espérance.

Philippiens 4:19 Et mon Dieu pourvoira à tous vos besoins conformément à sa richesse, avec gloire, en Jésus-Christ.

Philippiens 4:11-13 Ce n'est pas à cause de mes besoins que je dis cela, car j'ai appris à être satisfait de ma situation. Je sais vivre dans la pauvreté et je sais vivre dans l'abondance. Partout et en toutes circonstances j'ai appris à être rassasié et à avoir faim, à être dans l'abondance et à être dans le besoin. Je peux tout par celui qui me fortifie, [Christ].

Hébreux 12:11 Certes, au premier abord, toute correction semble un sujet de tristesse, et non de joie, mais elle produit plus tard chez ceux qu'elle a ainsi exercés un fruit porteur de paix : la justice.

Astuces

Le signe distinctif de l'alimentation émotionnelle est de se sentir poussé à manger. Ce n'est pas seulement d'avoir envie de manger un brownie mis en avant sur un comptoir, c'est de partir en quête du brownie car on en a besoin.

L'alimentation émotionnelle est généralement déclenchée par quelque chose qui se passe dans votre vie, généralement quelque chose de mauvais. Parfois le besoin de manger prend toute la place et parfois ce n'est qu'une petite pensée lancinante au creux de la tête.

La meilleure façon de se libérer de l'alimentation émotionnelle est de se débarrasser des émotions qui poussent à manger. Demandez-vous quelles sont les émotions que vous ressentez. Puis passez en revue les questions et les versets de la

Bible relatifs à cette émotion.

En général, lorsque vous prendrez le temps de travailler sur cette émotion, votre désir de manger disparaîtra. Si vous ne prenez pas ce temps, cette émotion devra aller quelque part. Et la plupart du temps, c'est à la cuisine qu'elle vous mènera, en quête de quelque chose à manger.

Manger par ennui

1. Que ressentez-vous lorsque vous mangez ?
2. Enfreindrez-vous une limite en mangeant cela ?
   a. **Oui :** Si oui, quelle limite allez-vous enfreindre ? Est-ce une bonne limite ? Expliquez.
   b. **Non :** Si non, aggravez-vous le risque d'enfreindre vos limites plus tard en mangeant maintenant ? Pourquoi ?
3. Combien de temps vous reste-t-il à attendre avant votre prochain repas ou goûter ?
4. Manger serait-il une bonne manière de passer ce temps ?
5. Que pourriez-vous vous faire d'autre de ce moment ? Listez quelques idées.
6. Là, maintenant, quelle serait la meilleure façon d'utiliser votre temps ?
7. Que gagneriez-vous à utiliser votre temps de la sorte ?
8. Y a-t-il quelque chose que vous devriez accepter ?

Note : Pouvez-vous penser à une façon, quelle qu'elle soit, d'utiliser ce temps pour manifester votre amour à Dieu ou à ceux qui comptent dans votre vie ?

Versets de la Bible

Psaumes 18:30 Avec toi je me précipite sur une troupe tout armée, avec mon Dieu je franchis une muraille.

2 Corinthiens 12:9a Et il m'a dit : « Ma grâce te suffit, car ma puissance s'accomplit dans la faiblesse. »

Philippiens 1:21 En effet, Christ est ma vie et mourir représente un gain.

Philippiens 4:19 Et mon Dieu pourvoira à tous vos besoins conformément à sa richesse, avec gloire, en Jésus-Christ.

1 Thessaloniciens 5:18 Exprimez votre reconnaissance en toute circonstance, car c'est la volonté de Dieu pour vous en Jésus-Christ.

1 Timothée 6:7-8 En effet, nous n'avons rien apporté dans le monde et nous ne pouvons rien en emporter. Si donc nous avons de la nourriture et des vêtements, cela nous suffira.

1 Jean 3:16 Voici comment nous avons connu l'amour : Christ a donné sa vie pour nous ; nous aussi, nous devons donner notre vie pour les frères et sœurs.

Astuces

La meilleure façon de ne plus manger par ennui est d'avoir une vie palpitante. Malheureusement, cela n'est pas toujours possible, ni n'est ce que Dieu a voulu ! Il y a de nombreuses choses palpitantes que nous pourrions faire mais que Dieu serait mécontent que nous fassions.

Si vous luttez pour ne pas manger par ennui, passez du temps à en parler à Dieu. Comment pensez-vous qu'Il veuille que vous passiez votre temps ? Si vous avez beaucoup de temps libre, que pourriez-vous faire pour les autres avec votre temps ? Que pourriez-vous faire pour les aider ?

Si vous faites déjà ce qu'Il veut que vous fassiez, travaillez à faire évoluer votre attitude. C'est ce que je regrette de ne pas avoir fait à l'époque où j'éduquais mes enfants à la maison quand ils étaient petits.

Ces moments auraient pu me fournir une formidable opportunité de développement si je les avais utilisés pour voir la vie du point de vue de Dieu. Malheureusement, j'ai passé la plupart de ces hivers à être insatisfaite car ma vie n'était pas aussi palpitante que je l'aurais souhaité.

L'ennui est une épreuve qui peut soit vous rapprocher de

Dieu, soit vous en éloigner. Utilisez-le pour vous en rapprocher.

Manger pour éviter le gâchis

1. Sur une échelle de 1 à 10, à quel point aimez-vous cet aliment ?

2. Sur une échelle de 1 à 10, à quel point votre corps a-t-il besoin de cet aliment ?

3. Êtes-vous capable de jeter cet aliment ou de le mettre de côté pour plus tard sans être tentée par lui ? Si oui, c'est la meilleure solution. Si non, répondez aux questions suivantes.

4. Faire entrer cet aliment dans un corps qui n'en a pas besoin est-il plus noble de le jeter dans une poubelle ? Expliquez.

5. Faire entrer de la nourriture dans un corps qui n'en a pas besoin, n'est-ce pas également gâcher ? Si oui, mieux vaut-il s'en débarrasser dans une poubelle ou dans votre corps ?

6. Y a-t-il quelque chose que vous devriez accepter ?

Astuces

Manger pour éviter le gâchis arrive généralement à deux endroits : chez soi quand on débarrasse la table ou au restaurant quand on a trop à manger dans son assiette.

Si vous y êtes confronté chez vous, tenter de renouveler vos pensées avant de faire la vaisselle.

Si vous avez tendance à trop manger au restaurant, essayez de demander un *doggy bag* au moment de la commande « et non au moment de l'addition ». Lorsque le plat arrive, décidez de la quantité qu'il est raisonnable de manger et mettez le reste dans le plat à emporter. Cela vous aidera à éviter de manger juste parce que c'est devant vous.

Manger par gourmandise

1. Sur une échelle de 1 à 10, quelle note mériterait le goût de ce produit ou cet aliment ?
2. Quelle quantité vous faudrait-il en manger pour vous satisfaire ? *
3. Pouvez-vous en manger sans enfreindre vos limites ?
   a. **Non :** Si non, quelle limite allez-vous enfreindre ? Est-ce une bonne limite ? Pourquoi ?
   b. **Oui :** Si oui, aggravez-vous le risque d'enfreindre vos limites plus tard en mangeant maintenant ? Pourquoi ?
4. À quelle fréquence allez-vous suivre vos limites si vous ne les suivez que lorsque vous en avez envie ? Soyez honnête.
5. Pensez-vous que Dieu veuille que vous suiviez vos limites ? Pourquoi ?
6. Vous est-il généralement facile de suivre vos limites, ou vous faut-il abandonner quelque chose pour y parvenir ?
7. Que vous faudra-t-il abandonner pour respecter vos limites cette fois-ci ?
8. À quoi ressembleront votre vie et votre corps après quelques mois à suivre vos limites si vous développez l'habitude de vous y atteler consciencieusement ?
9. Quand vous pensez à tout ce que vous y gagnerez, ce sacrifice vous semble-t-il en valoir la peine ?

* Si votre réponse est « Aucune quantité ne parviendra à me satisfaire », consultez les questions concernant l'alimentation émotionnelle.

Versets de la Bible

Luc 12:15 Puis [Jésus] leur dit : « Gardez-vous avec soin de toute soif de posséder, car la vie d'un homme ne dépend pas de ses biens, même s'il est dans l'abondance. »

Romains 13:14 Mais revêtez-vous du Seigneur Jésus-Christ et ne vous préoccupez pas de votre nature propre pour satisfaire ses convoitises.

Philippiens 4:11-12 Ce n'est pas à cause de mes besoins que je dis cela, car j'ai appris à être satisfait de ma situation. Je sais vivre dans la pauvreté et je sais vivre dans l'abondance. Partout et en toutes circonstances j'ai appris à être rassasié et à avoir faim, à être dans l'abondance et à être dans le besoin.

Philippiens 4:13 Je peux tout par celui qui me fortifie, [Christ].

Hébreux 12:11 Certes, au premier abord, toute correction semble un sujet de tristesse, et non de joie, mais elle produit plus tard chez ceux qu'elle a ainsi exercés un fruit porteur de paix : la justice.

Astuces

La clé pour surmonter l'alimentation par gourmandise est de réaliser que la qualité est en général préférable à la quantité. À partir d'un certain point, la nourriture a moins bon goût.

Pensez simplement au fait de manger une grosse pâtisserie de la boulangerie d'à côté. La première bouchée vaut presque toujours 10/10. Mais progressivement, le goût devient moins extraordinaire. Si elle est vraiment grosse, vous pourrez bien finir à 3/10 en arrivant à la dernière bouchée de la pâtisserie.

L'astuce est de trouver la quantité de nourriture correspondant précisément au plaisir maximal avec le minimum de conséquences. Faites cette expérience : essayez de noter chaque bouchée que vous prenez pendant un moment pour voir quand arrive votre point de bascule.

Manger en se justifiant

1. Qu'avez-vous envie de manger ?
2. Enfreindrez-vous une limite en en mangeant ?
   a. **Oui :** Quelle limite allez-vous enfreindre ? Comment aviez-vous prévu de vous justifier ? Est-ce une justification valide ? Pourquoi ?
   b. **Non :** Serez-vous plus susceptible d'enfreindre vos limites plus tard en mangeant maintenant ? Si c'est le cas, quelles sont les chances que vous puissiez manger cela sans le regretter plus tard ?
3. Vous est-il généralement facile de suivre vos limites, ou vous faut-il abandonner quelque chose pour y parvenir ?
4. Dans ce cas précis, que vous faudra-t-il abandonner pour respecter vos limites ?
5. Que gagnerez-vous à respecter vos limites ?
6. Si vous pensez à ce que vous gagnerez, le sacrifice en vaut-il la peine ?

Versets de la Bible

Romains 13:14 Mais revêtez-vous du Seigneur Jésus-Christ et ne vous préoccupez pas de votre nature propre pour satisfaire ses convoitises.

1 Corinthiens 6:12 Tout m'est permis, mais tout n'est pas utile ; tout m'est permis, mais je ne me laisserai pas dominer par quoi que ce soit.

1 Corinthiens 10:31 Ainsi donc, que vous mangiez, que vous buviez ou quoi que vous fassiez, faites tout pour la gloire de

Dieu.

1 Thessaloniciens 5:6 Ne dormons donc pas comme les autres, mais veillons et soyons sobres.

1 Thessaloniciens 5:21 Mais examinez tout et retenez ce qui est bon.

Jacques 1:16-17 Ne vous y trompez pas, mes frères et sœurs bien-aimés : tout bienfait et tout don parfait viennent d'en haut ; ils descendent du Père des lumières, en qui il n'y a ni changement ni l'ombre d'une variation.

1 Pierre 1:14-16 En enfants obéissants, ne vous conformez pas aux désirs que vous aviez autrefois, quand vous étiez dans l'ignorance. Au contraire, puisque celui qui vous a appelés est saint, vous aussi soyez saints dans toute votre conduite. En effet, il est écrit : « Vous serez saints car moi, je suis saint. »

1 Pierre 5:8 Soyez sobres, restez vigilants : votre adversaire, le diable, rôde comme un lion rugissant, cherchant qui dévorer.

Astuces

Lorsque l'on mange en se justifiant, on se dit qu'il y a une bonne raison d'enfreindre ses limites. Il peut s'agir d'une nourriture particulièrement bonne, de vacances, d'une journée particulièrement stressante, d'un buffet, d'un pot de départ, ou d'un million d'autres raisons.

La justification rend plus aisée la rupture de vos limites car, après tout, il y a de bonnes raisons de les enfreindre.

La clé pour surmonter l'alimentation prétendument justifiée est de réaliser que vos limites sont là pour vous *protéger* de ces moments où vous vous convainquez d'avoir une bonne raison de les enfreindre.

Si vous savez que vous vous dirigez vers une situation où

vous serez tenté de justifier la rupture de vos limites, passez un peu plus de temps à renouveler vos pensées juste avant d'y aller afin de vous préparer à cette tentation.

Manger par lassitude de lutter

1. Vous arrive-t-il de souhaiter que la vie soit plus facile ?
2. Pourquoi est-il selon vous si difficile de perdre du poids et surtout de ne pas en reprendre ?
3. Pourquoi, d'habitude, cela vous décourage-t-il ?
4. Que se passera-t-il si vous continuez à faire cela ?
5. Que désirez-vous qu'il arrive ?
6. Comment pensez-vous que Dieu se sente lorsqu'Il voit vos souffrances ? (Hébreux 4:15)
7. Que pensez-vous que Dieu veuille pour vous quand Il vous voit lutter ? (Voir Hébreux 4:16 et les versets ci-dessous pour trouver des idées.)
8. Que pensez-vous qu'Il veuille que vous fassiez pour mieux lutter ? (Voir les versets ci-dessous pour des idées.)
9. Que gagnerez-vous à vous rapprocher de lui pour obtenir de l'aide dans cette lutte ?
10. Quand vous pensez à tout ce que vous y gagnerez, prendre le temps de mener la bataille au moyen d'armes spirituelles en vaut-il la peine ?
11. Avoir quelqu'un qui supervise votre renouvellement spirituel vous aiderait-il ? Si oui, à qui pourriez-vous demander ?

Versets de la Bible

Psaumes 30:5b Le soir arrivent les pleurs, et le matin l'allégresse.

Jérémie 32:27 C'est moi qui suis l'Eternel, le Dieu de toute créature. Y a-t-il quoi que ce soit de trop difficile pour moi ?

Romains 6:1-2 Que dirons-nous donc ? Allons-nous persister dans le péché afin que la grâce se multiplie ? Certainement pas ! Nous qui sommes morts pour le péché, comment pourrions-nous encore vivre dans le péché ?

Romains 12:2 Ne vous conformez pas au monde actuel, mais soyez transformés par le renouvellement de l'intelligence afin de discerner quelle est la volonté de Dieu, ce qui est bon, agréable et parfait.

Galates 6:9 Ne négligeons pas de faire le bien, car nous moissonnerons au moment convenable, si nous ne nous relâchons pas.

Philippiens 1:6 Je suis persuadé que celui qui a commencé en vous cette bonne œuvre la poursuivra jusqu'à son terme, jusqu'au jour de Jésus-Christ.

Philippiens 3:13-14 Frères et sœurs, je n'estime pas m'en être moi-même déjà emparé, mais je fais une chose : oubliant ce qui est derrière et me portant vers ce qui est devant, je cours vers le but pour remporter le prix de l'appel céleste de Dieu en Jésus-Christ.

Hébreux 4:15-16 En effet, nous n'avons pas un grand-prêtre incapable de compatir à nos faiblesses ; au contraire, il a été tenté en tout point comme nous, mais sans commettre de péché. Approchons-nous donc avec assurance du trône de la grâce afin d'obtenir compassion et de trouver grâce pour être secourus au moment opportun.

Hébreux 10:36 Oui, vous avez besoin de persévérance pour accomplir la volonté de Dieu et obtenir ainsi ce qui vous est promis.

Hébreux 12:11 Certes, au premier abord, toute correction semble un sujet de tristesse, et non de joie, mais elle produit plus tard chez ceux qu'elle a ainsi exercés un fruit porteur de paix : la justice.

Jacques 1:2-4 Mes frères et sœurs, considérez comme un sujet de joie complète les diverses épreuves auxquelles vous pouvez être exposés, sachant que la mise à l'épreuve de votre foi produit la persévérance. Mais il faut que la persévérance accomplisse parfaitement sa tâche afin que vous soyez parfaitement qualifiés, sans défaut, et qu'il ne vous manque rien.

Astuces

Soyons honnête. Se retrouver confronté au même problème encore et encore est difficile. Parfois on a juste envie de jeter l'éponge, juste envie d'*abandonner*.

Ne le faites pas.

Les batailles spirituelles sont précisément cela : des batailles. Les batailles ne sont jamais faciles. Et la bataille est indissociable de la souffrance.

Voici cependant une pensée réconfortante : souffrir *avec* Dieu est bien préférable à souffrir sans Lui. Les batailles spirituelles peuvent s'avérer de doux mais intenses moments de compagnonnage avec Dieu – si doux qu'on peut avoir l'impression que combattre nos problèmes en vaut la peine rien que pour avoir ces moments avec Dieu.

Je veux vous encourager à toujours aller quérir Son aide. Renouvelez vos pensées. Débarrassez-vous de vos mensonges et endossez la vérité. Laissez l'Esprit Saint travailler en vous, vous enseigner et conformez-vous à Son image.

Ce cheminement ne sera pas une partie de plaisir. Mais *ensuite*, vous ferez l'expérience du « fruit porteur de paix : la justice » (Hébreux 12:11). Et cela vaut toutes les batailles.

Manger car on croit le mériter

1. Qu'avez-vous envie de manger ?
2. Pourquoi avez-vous l'impression de disposer du droit de manger dans cette situation particulière ?
3. Pensez-vous que Dieu soit d'accord avec votre façon de voir les choses ? Pourquoi ?
4. En général, que se passe-t-il quand vous vous contentez de suivre ce dont vous pensez avoir droit et vos émotions dans ce domaine de votre vie ?
5. Votre vie serait-elle meilleure si vous cessiez de penser que tout vous est dû et que vous accueilliez la vie les bras ouverts, nourriture comprise ? Pourquoi ?
6. Vous est-il généralement facile de suivre vos limites, ou vous faut-il abandonner quelque chose pour y parvenir ?
7. Dans ce cas précis, que vous faudra-t-il abandonner pour respecter vos limites ?
8. À quoi ressembleront votre vie et votre corps après quelques mois à suivre vos limites si vous développez l'habitude de vous y atteler consciencieusement ?
9. Quand vous pensez à tout ce que vous gagnerez, ce sacrifice semble-t-il en valoir la peine ?

Versets de la Bible

Jérémie 2:13 En effet, c'est un double mal que mon peuple a commis : ils m'ont abandonné, moi qui suis une source d'eau vive, pour se creuser des citernes, des citernes fissurées qui ne retiennent pas l'eau.

Romains 13:14 Mais revêtez-vous du Seigneur Jésus-Christ et ne vous préoccupez pas de votre nature propre pour satisfaire ses convoitises.

Philippiens 3:7 Mais ces qualités qui étaient pour moi des gains, je les ai regardées comme une perte à cause de Christ.

Philippiens 3:18-19 En effet, beaucoup se conduisent en ennemis de la croix de Christ ; je vous ai souvent parlé d'eux, et je le fais maintenant encore en pleurant. Leur fin, c'est la perdition ; ils ont pour dieu leur ventre, ils mettent leur gloire dans ce qui fait leur honte, ils ne pensent qu'aux réalités de ce monde.

Philippiens 4:11 Ce n'est pas à cause de mes besoins que je dis cela, car j'ai appris à être satisfait de ma situation.

Hébreux 12:4,7 Vous n'avez pas encore résisté jusqu'au sang dans votre combat contre le péché. Supportez la correction : c'est comme des fils que Dieu vous traite. Quel est le fils qu'un père ne corrige pas ?

Jacques 4:6b Dieu s'oppose aux orgueilleux, mais il fait grâce aux humbles.

1 Pierre 1:14-16 En enfants obéissants, ne vous conformez pas aux désirs que vous aviez autrefois, quand vous étiez dans l'ignorance. Au contraire, puisque celui qui vous a appelés est saint, vous aussi soyez saints dans toute votre conduite. En effet, il est écrit : « Vous serez saints car moi, je suis saint. »

Astuces

Il est difficile de se libérer de l'alimentation liée à la sensation de mérite car nous entendons ce message partout où nous allons : « La vie devrait être juste. Si untel reçoit quelque chose, alors vous aussi y avez le droit. Vous n'avez pas besoin de souffrir. Vous méritez vous aussi la belle vie. »

Le meilleur moyen de se libérer du sentiment de mérite est d'adopter un point de vue biblique du la vie. Dieu n'a jamais dit : « Vous méritez la belle vie et il va sans dire que manger est un dû. » Il dit plutôt : « Si vous désirez me suivre, vous devez être prêt à tout laisser derrière vous. »

Lorsque nous nous accrochons fermement à la nourriture, poings serrés, nous disant que c'est notre *droit* de manger, c'est comme si nous disions : « Je mérite cela, Dieu, et je ne suis pas prêt à l'abandonner. »

Dieu dit : « Cette nourriture ne te rendra jamais heureuse. Viens à Moi et je te donnerai une vie de plénitude. »

Plus nous tenons la nourriture les mains ouvertes, prêt à abandonner toutes choses à Dieu, et plus nous connaîtrons la satisfaction. Si vous désirez vaincre l'alimentation par mérite, apprenez à ne plus vous appuyer sur la nourriture.

Note : Je ne suis pas en train de dire qu'il faut s'affamer — simplement être prêt à respecter ses limites !

Références bibliques : Matthieu 10:37-39, Luc 18:18-27, Jean 10:10.

Manger par négligence

1. Qu'avez-vous envie de manger ?
2. Enfreindrez-vous une limite en en mangeant ?
   a. Si oui, laquelle ?
   b. Est-ce une bonne limite ? Pourquoi ?
3. Par le passé, avez-vous réussi à conserver une bonne discipline alimentaire tout en vous autorisant un en-cas de temps à autre ?
4. En général, que se passe-t-il lorsque vous négligez vos limites ?
5. Les limites rendent-elles votre vie meilleure ou pire ? Pourquoi ?
6. Vous est-il généralement facile de suivre vos limites ou vous faut-il abandonner quelque chose pour y parvenir ?
7. Que vous faudra-t-il abandonner pour respecter vos limites cette fois-ci ?
8. Si vous pensez à tout ce que vous gagnerez en menant une vie qui n'est pas contrôlée par la nourriture, le sacrifice semble-t-il en valoir la peine ?

Versets de la Bible

Marc 14:38 Restez vigilants et priez pour ne pas céder à la tentation. L'esprit est bien disposé, mais par nature l'homme est faible.

Romains 13:14 Mais revêtez-vous du Seigneur Jésus-Christ et ne vous préoccupez pas de votre nature propre pour satisfaire ses convoitises.

1 Corinthiens 6:12 Tout m'est permis, mais tout n'est pas utile ; tout m'est permis, mais je ne me laisserai pas dominer par quoi que ce soit.

1 Timothée 4:7b Exerce-toi plutôt à la piété.

1 Thessaloniciens 5:6 Ne dormons donc pas comme les autres, mais veillons et soyons sobres.

1 Pierre 5:8 Soyez sobres, restez vigilants : votre adversaire, le diable, rôde comme un lion rugissant, cherchant qui dévorer.

Astuces

Manger par négligence n'est pas simplement oublier ses limites. Avec l'alimentation par négligence, l'état d'esprit est que les limites ne sont que de simples lignes directrices. Oui, vous essayez de vous y tenir, mais ça n'est pas très grave si vous les enfreignez.

La vérité est que plus vos limites sont lâches et plus vous risquez d'être conduit à les abandonner complètement.

Si vous avez du mal à *vous rappeler* vos limites, essayez de coller des post-it dans votre cuisine jusqu'à ce que vous les ayez parfaitement en tête.

Manger par perfectionnisme

1. Qu'essayez-vous de faire à la perfection ?
2. Que serait la perfection dans ce cas ? (Donnez une description approfondie.)
3. Êtes-vous capable d'y parvenir ? (Soyez réaliste.)
4. Essayez-vous simplement d'exceller (ce qui est une bonne chose) ou avez-vous le sentiment de devoir être parfait ?
5. Pourquoi avez-vous le sentiment de devoir être parfait ?
6. Dieu pense-t-il que vous devriez être parfait ? Pourquoi ?
7. Y a-t-il quelque chose que Dieu veut que vous fassiez ?
8. Y a-t-il quelque chose que vous devriez accepter ?
9. De quoi pouvez-vous rendre grâce à Dieu dans cette situation ?

Versets de la Bible

Matthieu 11:28-30 « Venez à moi, vous tous qui êtes fatigués et courbés sous un fardeau, et je vous donnerai du repos. Acceptez mes exigences et laissez-vous instruire par moi, car je suis doux et humble de cœur, et vous trouverez le repos pour votre âme. En effet, mes exigences sont bonnes et mon fardeau léger. »

Jean 8:10-11 Alors il se redressa et, ne voyant plus qu'elle, il lui dit : « Femme, où sont ceux qui t'accusaient ? Personne ne t'a donc condamnée ? » Elle répondit : « Personne, Seigneur. » Jésus lui dit : « Moi non plus, je ne te condamne pas ; vas-y et désormais ne pèche plus. »

Éphésiens 2:8 En effet, c'est par la grâce que vous êtes sauvés, par le moyen de la foi. Et cela ne vient pas de vous, c'est le don de Dieu.

Philippiens 3:13-14 Frères et sœurs, je n'estime pas m'en être moi-même déjà emparé, mais je fais une chose : oubliant ce qui est derrière et me portant vers ce qui est devant, je cours vers le but pour remporter le prix de l'appel céleste de Dieu en Jésus-Christ.

Philippiens 4:11 Ce n'est pas à cause de mes besoins que je dis cela, car j'ai appris à être satisfait de ma situation.

Hébreux 12:1-2a Nous donc aussi, puisque nous sommes entourés d'une si grande nuée de témoins, rejetons tout fardeau et le péché qui nous enveloppe si facilement, et courons avec persévérance l'épreuve qui nous est proposée. Faisons-le en gardant les regards sur Jésus, qui fait naître la foi et la mène à la perfection.

Voir aussi : insécurité, regret, stress et frustration.

Astuces

En ce qui concerne le poids, le perfectionnisme peut s'avérer un défaut de deux manières ; la première quand on se flagelle car on n'a pas un corps parfait et la deuxième quand on se flagelle car on échoue à suivre nos limites à la perfection.

Cela est contre-productif ! Surtout si l'échec vous conduit habituellement à manger. Si vous vous flagellez, essayez aussi vite que possible les questions relatives à l'auto-condamnation dans la section « Insécurité ».

Il faut également que vous acceptiez le fait qu'il est tout bonnement impossible de suivre à la perfection ses limites chaque jour. Si vous le pouviez, votre poids ne vous poserait de toute façon pas de problèmes !

Acceptez le fait qu'il y aura des jours où vous enfreindrez

vos limites et que lorsque vous succomberez, il est possible que vous mangiez tellement que vous anéantirez tous vos efforts d'alimentation raisonnée de la semaine passée. Ce n'est qu'un des aspects un peu tristes de ce périple. Essayez de vous concentrer sur la progression, non la perfection.

Manger par pression sociale

Si vous avez l'impression que . . .

1. **Les gens s'attendent à ce que vous mangiez :** voir répondre aux attentes ou plaire aux gens.

2. **Les gens vous condamneront ou vous en voudront si vous ne mangez pas :** voir inquiétude ou sentiment de rejet/condamnation.

3. **Vous avez le droit de manger car tous les autres mangent :** voir manger car on croit le mériter.

4. **Vous voulez manger car ce serait beaucoup moins amusant sans manger :** voir manger par complaisance.

Versets de la Bible

1 Corinthiens 13:4-7 L'amour est patient, il est plein de bonté ; l'amour n'est pas envieux ; l'amour ne se vante pas, il ne s'enfle pas d'orgueil, il ne fait rien de malhonnête, il ne cherche pas son intérêt, il ne s'irrite pas, il ne soupçonne pas le mal, il ne se réjouit pas de l'injustice, mais il se réjouit de la vérité ; il pardonne tout, il croit tout, il espère tout, il supporte tout.

Philippiens 2:4 Que chacun de vous, au lieu de regarder à ses propres intérêts, regarde aussi à ceux des autres.

Colossiens 3:12-15 Ainsi donc, en tant qu'êtres choisis par Dieu, saints et bien-aimés, revêtez-vous de sentiments de compassion, de bonté, d'humilité, de douceur, de patience. Supportez-vous les uns les autres et, si l'un de vous a une raison de se plaindre d'un autre, pardonnez-vous réciproquement. Tout comme Christ vous a pardonné, pardonnez-vous aussi. Mais par-dessus tout cela, revêtez-vous de l'amour, qui est le lien de la perfection. Que la paix de Christ, à laquelle vous avez été appelés pour former un seul corps, règne dans votre cœur. Et soyez reconnaissants.

1 Jean 3:16 Voici comment nous avons connu l'amour : Christ a donné sa vie pour nous ; nous aussi, nous devons donner notre vie pour les frères et sœurs.

Astuces

Si vous allez à une fête, essayez d'utiliser ces versets dans vos prières avant de partir. C'est à eux que je pensais lorsque mon mari nous conduisait à des rassemblements. Prier ces versets permet de moins penser à soi et de se concentrer sur le fait d'aimer les autres participants. Cela rend également la fête elle-même plus facile à apprécier.

Manger par procrastination

1. Pourquoi pensez-vous que ce serait une bonne idée de manger quelque chose avant de vous mettre au travail ?
2. D'après vos expériences passées, qu'arrive-t-il lorsque vous vous dites que vous ferez quelque chose plus tard ?
3. Si vous mettez cette chose de côté maintenant, quand pensez-vous que vous finirez par la faire ? (Soyez honnête.)
4. Au long terme, une vie de procrastination est-elle une vie satisfaisante ? Pourquoi ?
5. Si vous désirez finir cette chose, vous faudra-t-il finir par faire un sacrifice pour vous y atteler ?
6. Que gagneriez-vous à vous y mettre dès maintenant ?
7. Que devez-vous commencer par faire si vous désirez vous mettre à cette tâche ? (Par exemple : aller chercher un cahier, ouvrir un fichier, regarder un numéro de téléphone, etc.)
8. Pourquoi ne pas le faire dès maintenant et voir comment les choses s'enchaînent ?

Note : Si la tâche semble insurmontable, essayez de la diviser en plus petites étapes. Chaque étape doit être assez facile et non intimidante. Une fois le projet divisé en étapes, faites disparaître sa globalité de votre esprit et concentrez-vous sur chacune de ces petites étapes, l'une après l'autre.

Versets de la Bible

Psaumes 18:29 Avec toi je me précipite sur une troupe tout armée, avec mon Dieu je franchis une muraille.

Jérémie 42:6b Que cela nous plaise ou pas, nous obéirons à l'Eternel, notre Dieu.

2 Corinthiens 12:9 Et il m'a dit : « Ma grâce te suffit, car ma puissance s'accomplit dans la faiblesse. » Aussi, je me montrerai bien plus volontiers fier de mes faiblesses afin que la puissance de Christ repose sur moi.

Philippiens 4:13 Je peux tout par celui qui me fortifie, [Christ].

Philippiens 4:19 Et mon Dieu pourvoira à tous vos besoins conformément à sa richesse, avec gloire, en Jésus-Christ.

Hébreux 10:36 Oui, vous avez besoin de persévérance pour accomplir la volonté de Dieu et obtenir ainsi ce qui vous est promis.

Astuces

La meilleure façon d'arrêter de manger par procrastination est d'arrêter de procrastiner. J'aurais aimé disposer d'un plan en cinq étapes pour surmonter cette difficulté, mais ce n'est pas le cas. Je lutte toujours contre la procrastination.

Voici ce que Dieu m'apprend : procrastiner se combat comme manger. Adopter un point de vue comportemental ne fonctionne pas. Si l'on veut cesser de procrastiner, il faut changer la façon dont on pense au travail en général.

Par exemple, si je me dis que la vie devrait être facile – et que mon travail est difficile – je ne vais pas vouloir faire mon travail quelles que soient les petites astuces trouvées pour me forcer à le faire.

Mieux vaut tout d'abord prendre le temps de travailler son attitude auto-complaisante avant de se tourner vers des aides comportementales comme la division de la tâche en étapes gérables.

Manger comme récompense

1. Pourquoi avez-vous l'impression de mériter une récompense ?
2. Enfreindrez-vous vos limites en vous récompensant avec de la nourriture ?
   a. **Oui** : Si oui, Quelle limite allez-vous enfreindre ? Est-ce une bonne limite ? Pourquoi ?
   b. **Non** : Si non, serez-vous plus susceptible d'enfreindre vos limites ultérieurement si vous vous récompensez maintenant avec de la nourriture ? Pourquoi ?
3. D'autres types de récompenses que la nourriture seraient-elles envisageables ? Listez quelques possibilités.
4. Qu'arrivera-t-il si vous continuez à vous récompenser avec de la nourriture au moindre accomplissement ?
5. Désirez-vous que cela arrive ?
6. Quand vous réfléchissez à la vie que vous désirez mener, les limites sont-elles un bienfait ou un mal ?
7. Qu'est-ce-que les limites ajoutent à votre vie ?
8. Si vous développez l'habitude de vous atteler consciencieusement à vos limites, à quoi ressembleront votre vie et votre corps après quelques mois à les suivre ?
9. Quand vous pensez à tout ce que vous y gagneriez, ce sacrifice semble-t-il en valoir la peine ?

Versets de la Bible

Jérémie 29:11 « En effet, moi, je connais les projets que je forme pour vous, déclare l'Eternel, projets de paix et non de malheur, afin de vous donner un avenir et de l'espérance. Alors vous m'appellerez et vous partirez, vous me prierez et je vous exaucerai. Vous me chercherez et vous me trouverez, parce que vous me chercherez de tout votre cœur. »

Galates 6:9 Ne négligeons pas de faire le bien, car nous moissonnerons au moment convenable, si nous ne nous relâchons pas.

Philippiens 4:19 Et mon Dieu pourvoira à tous vos besoins conformément à sa richesse, avec gloire, en Jésus-Christ.

Colossiens 3:1-2 Si donc vous êtes ressuscités avec Christ, recherchez les choses d'en haut, où Christ est assis à la droite de Dieu. Attachez-vous aux réalités d'en haut, et non à celles qui sont sur la terre.

Jacques 1:2-4 Mes frères et sœurs, considérez comme un sujet de joie complète les diverses épreuves auxquelles vous pouvez être exposés, sachant que la mise à l'épreuve de votre foi produit la persévérance. Mais il faut que la persévérance accomplisse parfaitement sa tâche afin que vous soyez parfaitement qualifiés, sans défaut, et qu'il ne vous manque rien.

Jacques 1:16, 17 Ne vous y trompez pas, mes frères et sœurs bien-aimés : tout bienfait et tout don parfait viennent d'en haut ; ils descendent du Père des lumières, en qui il n'y a ni changement ni l'ombre d'une variation.

Astuces

La clé pour vaincre l'alimentation comme récompense est de réaliser qu'enfreindre ses limites *n'est pas* une récompense. Si les limites rendent notre vie meilleure, les enfreindre ne peut être qu'une punition, pas une récompense.

Si vous luttez contre l'alimentation comme récompense,

essayez de trouver d'autres manières de vous récompenser – prenez simplement garde à ce que ces nouvelles manières ne s'avèrent pas addictives !

Manger en remettant à demain

1. Quelles sont vos limites ?
2. Existe-il vraiment un bon moment (au sens de « facile ») pour commencer à suivre vos limites ?
3. Quels sacrifices devrez-vous faire pour perdre du poids ou rester stable ?
4. Vous faudra-t-il faire ces sacrifices quel que soit le moment où vous vous engagerez à suivre vos limites ?
5. Que gagnerez-vous à commencer dès maintenant à suivre vos limites ?
6. Que pensez-vous qu'il arrivera si vous ne commencez pas aujourd'hui ? Répondez précisément.
7. Serait-il préférable de commencer dès aujourd'hui à suivre vos limites ou y a-t-il une bonne raison d'attendre ?
8. Êtes-vous le genre de personne qui, dans ce domaine de votre vie, pouvez continuer sans limite tout en perdant du poids ou restant stable ? Pourquoi ?
9. Y a-t-il quelque chose que vous devriez accepter ?
10. À quoi ressembleront votre vie et votre corps après quelques mois à suivre vos limites si vous développez l'habitude de vous y atteler consciencieusement ?
11. Quand vous pensez à tout ce que vous gagnerez, vaut-il la peine de commencer à les suivre dès aujourd'hui ?

Versets de la Bible

Romains 6:1-2 Que dirons-nous donc ? Allons-nous persister dans le péché afin que la grâce se multiplie ? Certainement pas ! Nous qui sommes morts pour le péché, comment pourrions-nous encore vivre dans le péché ?

Romains 5:3-4 Bien plus, nous sommes fiers même de nos détresses, sachant que la détresse produit la persévérance, la persévérance la victoire dans l'épreuve, et la victoire dans l'épreuve l'espérance.

Romains 13:14 Mais revêtez-vous du Seigneur Jésus-Christ et ne vous préoccupez pas de votre nature propre pour satisfaire ses convoitises.

Hébreux 12:11 Certes, au premier abord, toute correction semble un sujet de tristesse, et non de joie, mais elle produit plus tard chez ceux qu'elle a ainsi exercés un fruit porteur de paix : la justice.

1 Pierre 1:14-16 En enfants obéissants, ne vous conformez pas aux désirs que vous aviez autrefois, quand vous étiez dans l'ignorance. Au contraire, puisque celui qui vous a appelés est saint, vous aussi soyez saints dans toute votre conduite. En effet, il est écrit : « Vous serez saints car moi, je suis saint. »

Astuces

Le meilleur moyen de vous libérer du fait de manger en Remettant à demain est de bannir la phrase « Je m'y mettrai demain. » de votre vocabulaire. Voici pourquoi : dès que vous la prononcez, vous commencez à vous sentir mieux car « demain » vous serez « tellement parfait ».

Et quand on se sent bien, il est facile de ne plus faire du tout attention et de passer une nuit à se goinfrer. Parce que, après tout, demain, vous ferez teeellement attention !

Essayez de modifier votre façon de penser pour envisager ce périple comme vous envisageriez un mariage. Est-ce qu'il vous arrive souvent d'abandonner votre époux ou votre épouse pour passer la journée à flirter avec d'autres personnes ? Bien sûr que non ! Cela serait mauvais pour votre relation.

De la même manière, abandonner vos limites pour une session de goinfrerie ponctuelle est mauvais pour votre relation avec la nourriture. Engagez-vous à suivre vos limites quel que soit le contexte et vous aurez plus de mal à vous autoriser des sessions de nourriture illimitée.

Manger en vacances / congés

Note : Si vous vous retrouvez aux prises avec la tentation, utilisez les questions spécifiques à cette situation, manger par Complaisance, manger car on croit le Mériter ou manger par Gourmandise. Utilisez les questions suivantes pour vous préparer à la vérité chaque matin, avant que la tentation ne surgisse.

1. Durant ces vacances/congés, désirez-vous perdre du poids, en gagner, ou rester stable ?
2. Que vous faudra-t-il faire pour accomplir votre but ?
3. Vos vacances/congés seront-elles plus agréables si vous mangez autant que vous le voulez ? Expliquer, en prenant en compte l'ensemble des facteurs.
4. En règle générale, que se passe-t-il lorsque vous mangez autant que vous le voulez en vacances/congés ?
5. Désirez-vous vraiment que cela arrive à nouveau ?
6. Avez-vous besoin de modifier vos limites durant ces vacances/congés pour les rendre plus faciles à suivre ?
7. Quelles seraient selon vous les limites les plus efficaces à utiliser ?
8. Vous est-il généralement facile de suivre vos limites, ou vous faut-il abandonner quelque chose pour y parvenir ?
9. Que vous faudra-t-il abandonner cette fois-ci pour suivre vos limites ?
10. Que gagnerez-vous à respecter vos limites ?
11. Si vous pensez à ce que vous gagnerez, le sacrifice en vaut-il la peine ?

Versets de la Bible

Romains 13:14 Mais revêtez-vous du Seigneur Jésus-Christ et ne vous préoccupez pas de votre nature propre pour satisfaire ses convoitises.

Colossiens 3:17 Et quoi que vous fassiez, en parole ou en acte, faites tout au nom du Seigneur Jésus en exprimant par lui votre reconnaissance à Dieu le Père.

1 Corinthiens 6:12 Tout m'est permis, mais tout n'est pas utile ; tout m'est permis, mais je ne me laisserai pas dominer par quoi que ce soit.

1 Thessaloniciens 5:6 Ne dormons donc pas comme les autres, mais veillons et soyons sobres.

1 Jean 2:15-16 N'aimez pas le monde ni ce qui est dans le monde. Si quelqu'un aime le monde, l'amour du Père n'est pas en lui. En effet, tout ce qui est dans le monde – la convoitise qui est dans l'homme, la convoitise des yeux et l'orgueil dû aux richesses – vient non du Père, mais du monde.

Astuces

Quand on est en vacances ou en congés, bien manger est difficile car non seulement on se retrouve entouré de bonnes choses, mais en plus on sort de notre train-train habituel et on se retrouve ainsi confronté à un stress additionnel.

Le meilleur moyen de contenir la tentation est de passer encore plus de temps à renouveler son esprit aussi bien avant que pendant ces vacances/congés.

Si vous partez en voyage, emportez ce livre avec vous et débutez chaque journée avec une série de questions et versets de la Bible en fonction des tentations que vous pensez devoir affronter durant la journée

Préparez-vous à vos vacances/congés en renouvelant votre esprit quotidiennement la semaine précédant votre départ. Plus vous passez de temps à vous préparer à la tentation et moins vous serez susceptible de vous y abandonner.

Avidité et convoitise

1. Que désirez-vous ? Répondez précisément.
2. Pourquoi le désirez-vous ?
3. Pensez-vous que Dieu veuille cela ? Si non, que veut-Il ?
4. Les priorités de Dieu diffèrent-elles des vôtres ? Expliquez.
5. Qu'arrivera-t-il si vous vous accrochez trop fermement à ce que vous désirez ?
6. Voulez-vous que cela arrive ? Si non, que vous faudra-t-il faire pour vous protéger vous-même ?
7. À quoi ressemblera votre vie après quelques mois d'efforts si vous renouvelez vos pensées à chaque fois que vous rencontrez cette situation ?
8. À quoi ressemblera votre vie si vous vous autorisez tout à chaque fois que cette situation se présente ?
9. Y a-t-il quelque chose que vous devriez accepter ?
10. Y a-t-il quelque chose qu'il faut que vous fassiez ?

Choses que vous pourriez avoir à accepter : que l'avidité et la convoitise sont de vrais péchés ; qu'elles entravent votre relation avec Dieu ainsi que, souvent, avec autrui ; et que vous n'en aurez jamais assez si vous essayez de vous remplir de quoi que ce soit d'autre que de Dieu.

Choses que vous pourriez avoir à confesser : faire une idole de ce que vous désirez ; des motivations et pensées impures ; ne pas aimer votre prochain comme vous-même ; et ne pas aimer Dieu de tout votre cœur, toute votre âme et tout votre esprit.

Versets de la Bible

Jérémie 2:13 En effet, c'est un double mal que mon peuple a commis : ils m'ont abandonné, moi qui suis une source d'eau vive, pour se creuser des citernes, des citernes fissurées qui ne retiennent pas l'eau.

Luc 12:15 Puis [Jésus] leur dit : « Gardez-vous avec soin de toute soif de posséder, car la vie d'un homme ne dépend pas de ses biens, même s'il est dans l'abondance. »

Romains 13:14 Mais revêtez-vous du Seigneur Jésus-Christ et ne vous préoccupez pas de votre nature propre pour satisfaire ses convoitises.

1 Corinthiens 6:12 Tout m'est permis, mais tout n'est pas utile ; tout m'est permis, mais je ne me laisserai pas dominer par quoi que ce soit.

Philippiens 3:7 Mais ces qualités qui étaient pour moi des gains, je les ai regardées comme une perte à cause de Christ.

Philippiens 4:11 Ce n'est pas à cause de mes besoins que je dis cela, car j'ai appris à être satisfait de ma situation.

Colossiens 3:5 Faites donc mourir en vous ce qui est terrestre : l'immoralité sexuelle, l'impureté, les passions, les mauvais désirs et la soif de posséder, qui est une idolâtrie.

Hébreux 12:1-2a Nous donc aussi, puisque nous sommes entourés d'une si grande nuée de témoins, rejetons tout fardeau et le péché qui nous enveloppe si facilement, et courons avec persévérance l'épreuve qui nous est proposée. Faisons-le en gardant les regards sur Jésus, qui fait naître la foi et la mène à la perfection.

Voir aussi : insatisfaction et envie

Colère et irritation

1. Qu'est-ce qui vous irrite ? Répondez précisément.
2. Le comportement de cette personne vous surprend-il ? Pourquoi ?
3. Pourquoi son comportement vous irrite-t-il tant ?
4. Pensez-vous que son comportement ennuie Dieu ? Pourquoi ?
5. Pensez-vous que cette personne soit prête à changer ?
   a. **Oui :** Si oui, pensez-vous que Dieu veut que vous lui parliez ? Pourquoi ? *
   b. **Non :** Si non, qu'arrivera-t-il si vous essayez de changer une personne qui ne veut pas être changée ?
6. Comment pensez-vous que Dieu veuille que vous réagissiez face à cette personne ?
7. Que vous faudrait-il abandonner, le cas échéant, pour réagir de la façon dont Dieu veut que vous réagissiez ?
8. Aimez-vous assez Dieu (ou cette personne) pour faire ce sacrifice ?
9. Y a-t-il quelque chose que vous devriez accepter ?
10. Que pensez-vous que Dieu veut faire pour vous dans cette situation difficile ? (Voir les versets sur l'insécurité pour avoir une idée.)
11. Faut-il que vous ajoutiez des limites à cette relation ? Si oui, quelle limites seriez-vous capable de suivre ? **
12. De quoi pouvez-vous rendre grâce à Dieu dans cette situation ? (N'oubliez pas d'inclure les choses que vous aimez chez cette personne.)

---

* **Note :** Si vous pensez que Dieu veut que vous parliez à cette personne, essayez d'abord de renouveler vos pensées afin que

votre cœur soit plein d'amour et de respect pour elle. Vous aurez plus de chance de la toucher si elle ne se sent pas menacée par votre colère ou votre condamnation.

** **Note :** Si vous êtes dans une situation d'abus ou d'abus potentiel, veuillez ne pas essayer de gérer cette situation par vous-même. Demandez de l'aide dès que possible. De plus, si cette relation problématique est dans votre couple, il serait utile d'aller voir un conseiller pour régler vos différends.

Choses que vous pourriez avoir à accepter : que les gens ne font pas toujours ce que l'on voudrait qu'ils fassent ; que l'on ne dispose pas du pouvoir de changer les gens ; que l'on ne peut pas toujours avoir ce que l'on veut ; et que la vie est souvent injuste.

Choses que vous pourriez avoir à confesser : essayer de contrôler des gens que Dieu ne veut pas que vous contrôliez ; donner à quelque chose plus d'importance que Dieu ne le veut ; blesser les autres avec votre colère ; et juger et condamner les autres.

Versets de la Bible

Matthieu 5:43-44, 46 Vous avez appris qu'il a été dit : « Tu aimeras ton prochain et tu détesteras ton ennemi. » Mais moi je vous dis : Aimez vos ennemis, et priez pour ceux qui vous persécutent. Si vous aimez ceux qui vous aiment, quelle récompense méritez-vous ? Les collecteurs d'impôts n'agissent-ils pas de même ?

Matthieu 18:21-22 Alors Pierre s'approcha de Jésus et lui dit : « Seigneur, combien de fois pardonnerai-je à mon frère, lorsqu'il péchera contre moi ? Est-ce que ce sera jusqu'à 7 fois ? » Jésus lui dit : « Je ne te dis pas jusqu'à 7 fois, mais jusqu'à 70 fois 7 fois. »

Éphésiens 4:26-27 Si vous vous mettez en colère, ne péchez pas. Que le soleil ne se couche pas sur votre colère, et ne laissez aucune place au diable.

Romains 12:18 Si cela est possible, dans la mesure où cela dépend de vous, soyez en paix avec tous les hommes.

Romains 15:1, 7 Nous qui sommes forts, nous avons le devoir de supporter les faiblesses de ceux qui ne le sont pas et de ne pas rechercher ce qui nous plaît. Que chacun de nous cherche à plaire à son prochain pour son bien, en vue de le faire grandir dans la foi. Accueillez-vous donc les uns les autres comme Christ vous a accueillis, pour la gloire de Dieu.

1 Corinthiens 13:4-5 L'amour est patient, il est plein de bonté ; l'amour n'est pas envieux ; l'amour ne se vante pas, il ne s'enfle pas d'orgueil, il ne fait rien de malhonnête, il ne cherche pas son intérêt, il ne s'irrite pas, il ne soupçonne pas le mal.

1 Corinthiens 13:7 [L'amour] pardonne tout, il croit tout, il espère tout, il supporte tout.

Colossiens 3:12-15 Ainsi donc, en tant qu'êtres choisis par Dieu, saints et bien-aimés, revêtez-vous de sentiments de compassion, de bonté, d'humilité, de douceur, de patience. Supportez-vous les uns les autres et, si l'un de vous a une raison de se plaindre d'un autre, pardonnez-vous réciproquement. Tout comme Christ vous a pardonné, pardonnez-vous aussi. Mais par-dessus tout cela, revêtez-vous de l'amour, qui est le lien de la perfection. Que la paix de Christ, à laquelle vous avez été appelés pour former un seul corps, règne dans votre cœur. Et soyez reconnaissants.

Colossiens 3:17 Et quoi que vous fassiez, en parole ou en acte, faites tout au nom du Seigneur Jésus en exprimant par lui votre reconnaissance à Dieu le Père.

1 Pierre 1:22 Vous avez purifié votre âme en obéissant à la vérité pour avoir un amour fraternel sincère ; aimez-vous donc ardemment les uns les autres d'un cœur pur.

1 Pierre 3:8-9 Enfin, ayez tous les mêmes pensées et les mêmes sentiments, soyez pleins d'amour fraternel, de compassion, de bienveillance. Ne rendez pas le mal pour le mal, ni l'insulte pour l'insulte ; bénissez au contraire. Vous le savez, c'est à cela que vous avez été appelés afin d'hériter de la bénédiction.

Note : Lorsque vous priez en utilisant ces versets, priez pour la personne qui vous agace. Dieu fera évoluer votre cœur tandis que vous prierez pour cette personne.

Voir aussi : insatisfaction, frustration, insécurité, jugement, orgueil et inquiétude.

Envie

1. Pourquoi enviez-vous cette personne ?
2. Êtes-vous capable d'obtenir ce dont elle dispose ?
    a. **Oui** : Si oui, que vous faudrait-il faire pour l'obtenir ? Êtes-vous prêt à faire cela ? Dieu veut-il que vous le fassiez ? Pourquoi ?
    b. **Non** : Si non, disposez-vous de bénédictions que cette personne n'a pas ? Expliquez.
3. Dieu pourrait-il vous donner ce dont cette personne dispose s'Il le voulait ?
4. Pouvez-vous pensez à une raison qui expliquerait qu'Il ne le veuille pas ?
5. Dieu suffit-il à vous satisfaire même si vous n'obtenez pas ce que vous désirez ?
6. Y a-t-il quelque chose que vous devriez accepter ?
7. Avez-vous quelque chose à confesser ?
8. De quoi pouvez-vous rendre grâce à Dieu dans cette situation ?

Choses que vous pourriez avoir à accepter : que l'on n'obtient pas toujours ce que l'on désire ; que l'on n'obtient pas toujours ce que les autres ont ; que l'on n'obtient pas toujours ce que l'on a l'impression de mériter ; et que la vie est, en général, injuste.

Choses que vous pourriez avoir à confesser : que vous enviez ou jugez ceux qui disposent de plus que vous ; que vous manquez de reconnaissance pour ce dont vous disposez ; que vous n'avez pas appris à vous satisfaire de toutes les situations ; et que Dieu n'est pas assez central dans votre vie.

Versets de la Bible

Luc 12:15 Puis [Jésus] leur dit : « Gardez-vous avec soin de toute soif de posséder, car la vie d'un homme ne dépend pas de ses biens, même s'il est dans l'abondance. »

Philippiens 4:11-13 Ce n'est pas à cause de mes besoins que je dis cela, car j'ai appris à être satisfait de ma situation. Je sais vivre dans la pauvreté et je sais vivre dans l'abondance. Partout et en toutes circonstances j'ai appris à être rassasié et à avoir faim, à être dans l'abondance et à être dans le besoin. Je peux tout par celui qui me fortifie, [Christ].

1 Thessaloniciens 5:18 Exprimez votre reconnaissance en toute circonstance, car c'est la volonté de Dieu pour vous en Jésus-Christ.

Hébreux 12:1-2a Nous donc aussi, puisque nous sommes entourés d'une si grande nuée de témoins, rejetons tout fardeau et le péché qui nous enveloppe si facilement, et courons avec persévérance l'épreuve qui nous est proposée. Faisons-le en gardant les regards sur Jésus, qui fait naître la foi et la mène à la perfection.

1 Jean 2:15-16 N'aimez pas le monde ni ce qui est dans le monde. Si quelqu'un aime le monde, l'amour du Père n'est pas en lui. En effet, tout ce qui est dans le monde – la convoitise qui est dans l'homme, la convoitise des yeux et l'orgueil dû aux richesses – vient non du Père, mais du monde.

Voir aussi : colère, insatisfaction, jugement et orgueil.

Frustration

Note : Si ce qui vous frustre est quelque chose que vous ne pouvez pas changer, consultez plutôt les questions relatives à l'insatisfaction.

1. Qu'est-ce-qui vous frustre ?
2. Selon votre expérience passée de la vie (travail, relations, régimes, etc.), êtes-vous surpris que les choses ne se passent pas simplement ?
3. Vous attendez-vous à ce que la vie soit facile, ou acceptez-vous le fait que la vie est souvent difficile, inefficace et compliquée ?
4. Vous attendez-vous à ce que tout le monde coopère à vos projets ou vous rappelez-vous qu'ils ont leur propre vie et leurs propres projets ?
5. Pensez-vous que Dieu veuille que vous continuiez à mener ce projet même si cela s'avère difficile ?
   a. **Oui :** Si oui, que vous faudra-t-il abandonner pour faire ce que Dieu veut que vous fassiez ?
   b. **Non :** Si non, que vous faudra-t-il abandonner pour faire ce que Dieu veut que vous fassiez ?
   c. **Dieu s'en fiche :** Ce projet vaut-il vraiment toute cette débauche d'énergie ? Pourquoi ?
6. Y a-t-il quelque chose que vous devriez accepter ?
7. De quoi pouvez-vous rendre grâce à Dieu dans cette situation ?

Choses que vous pourriez avoir à accepter : que la vie ne se passe pas toujours simplement ; que Dieu nous demande souvent de faire des choses difficiles ; que les autres ne coopèrent pas toujours avec nos projets ; et que la vie est souvent inefficace, compliquée et difficile.

Choses que vous pourriez avoir à confesser : une attitude d'enfant gâté ; un manque de volonté à travailler et souffrir ; un esprit trop exigeant ; une obsession pour vous-même ; les péchés de paresse, jugement, colère ou arrogance.

Versets de la Bible

Jean 16:33 Je vous ai dit cela afin que vous ayez la paix en moi [Jésus]. Vous aurez à souffrir dans le monde, mais prenez courage : moi, j'ai vaincu le monde.

2 Corinthiens 4:8-10 Nous sommes pressés de toutes parts, mais non écrasés ; inquiets, mais non désespérés ; persécutés, mais non abandonnés ; abattus, mais non anéantis. Nous portons toujours avec nous dans notre corps l'agonie du [Seigneur] Jésus afin que la vie de Jésus soit aussi manifestée dans notre corps.

2 Corinthiens 4:16-17 Voilà pourquoi nous ne perdons pas courage. Et même si notre être extérieur se détruit, notre être intérieur se renouvelle de jour en jour. En effet, nos légères difficultés du moment présent produisent pour nous, au-delà de toute mesure, un poids éternel de gloire.

2 Corinthiens 10:3-5 Si en effet nous vivons dans la réalité humaine, nous ne combattons pas de façon purement humaine. En effet, les armes avec lesquelles nous combattons ne sont pas humaines, mais elles sont puissantes, grâce à Dieu, pour renverser des forteresses. Nous renversons les raisonnements et tout obstacle qui s'élève avec orgueil contre la connaissance de Dieu, et nous faisons toute pensée prisonnière pour qu'elle obéisse à Christ.

Éphésiens 6:10-11 Enfin, mes frères et sœurs, fortifiez-vous dans le Seigneur et dans sa force toute-puissante. Revêtez-vous de toutes les armes de Dieu afin de pouvoir tenir ferme contre les manœuvres du diable.

Philippiens 1:6 Je suis persuadé que celui qui a commencé en vous cette bonne œuvre la poursuivra jusqu'à son terme, jusqu'au jour de Jésus-Christ.

Philippiens 4:11-13 Ce n'est pas à cause de mes besoins que je dis cela, car j'ai appris à être satisfait de ma situation. Je sais vivre dans la pauvreté et je sais vivre dans l'abondance. Partout et en toutes circonstances j'ai appris à être rassasié et à avoir faim, à être dans l'abondance et à être dans le besoin. Je peux tout par celui qui me fortifie, [Christ].

Hébreux 4:15-16 En effet, nous n'avons pas un grand-prêtre incapable de compatir à nos faiblesses ; au contraire, il a été tenté en tout point comme nous, mais sans commettre de péché. Approchons-nous donc avec assurance du trône de la grâce afin d'obtenir compassion et de trouver grâce pour être secourus au moment opportun.

Hébreux 12:11 Certes, au premier abord, toute correction semble un sujet de tristesse, et non de joie, mais elle produit plus tard chez ceux qu'elle a ainsi exercés un fruit porteur de paix : la justice.

1 Jean 4:4b Celui qui est en vous est plus grand que celui qui est dans le monde.

Voir aussi : colère, insatisfaction et perfectionnisme.

Inquiétude

1. Qu'est-ce qui vous inquiète ? Répondez précisément.
2. Quel est le pire qui puisse arriver ?
3. Quelles sont les chances que ce qui vous inquiète arrive ?
4. Qu'espérez-vous qu'il arrivera ? Répondez précisément.
   a. Pourquoi voulez-vous que cela arrive ?
   b. Pensez-vous que Dieu veuille la même chose que vous ? Pourquoi ?
5. Les priorités de Dieu diffèrent-elles des vôtres dans cette situation ? Si oui, comment diffèrent-elles ?
6. Pouvez-vous contrôler cette situation ?
7. Si non, que vous faudra-t-il accepter avant toute chose ?
8. Pouvez-vous influencer cette situation ?
   a. **Oui :** Si oui, que pouvez-vous faire ? Pensez-vous que Dieu veuille que vous fassiez cela ? Pourquoi ?
   b. **Non :** Si non, avez-vous accepté le fait que vous ne pouvez rien faire pour empêcher que ce qui vous inquiète survienne ?
9. Êtes-vous prêt à faire confiance à Dieu concernant les choses qui sont hors de votre contrôle ?
10. Dieu mérite-t-Il votre confiance ? Pourquoi ?
11. Que pensez-vous que Dieu veuille pour vous (et/ou ceux que vous aimez) dans cette situation ? (Voir les versets bibliques sur l'insécurité et Romains 5:3-5 pour des idées.)
12. Comment pouvez-vous mieux aimez Dieu et les autres dans cette situation ?
13. Y a-t-il quelque chose que vous devriez accepter ?
14. De quoi pouvez-vous rendre grâce à Dieu dans cette situation ?

Note : Si vous avez du mal à penser à ces choses dont vous pouvez être redevable, essayez de méditer sur les attributs de Dieu. Remerciez-Le pour qui Il est (omniscient, tout-puissant, amour parfait, juste, compatissant, plein de compassion, etc.) et pour la différence qu'Il fait dans l'adversité.

Choses que vous pourriez avoir à accepter : que l'impensable arrivera ; qu'on ne contrôle pas tout ; que souvent il n'y a rien à faire pour empêcher la survenue de mauvaises choses ; et que l'on ne peut pas toujours obtenir ce que l'on veut.

Choses que vous pourriez avoir à confesser : idolâtrer des choses ou des gens ; essayer de contrôler des choses que Dieu ne veut pas que vous contrôliez ; manquer de confiance en Dieu.

Versets de la Bible

Psaumes 27:1, 3 L'Eternel est ma lumière et mon salut : de qui aurais-je peur ? Si une armée prend position contre moi, mon cœur n'éprouve aucune crainte. Si une guerre s'élève contre moi, je reste malgré cela plein de confiance.

Psaumes 27:5 Car il me protégera dans son tabernacle, le jour du malheur, il me cachera sous l'abri de sa tente, il m'élèvera sur un rocher.

Psaumes 27:13 Oh ! si je n'étais pas sûr de voir la bonté de l'Eternel au pays des vivants…

Psaumes 46:2-3, 8 Dieu est pour nous un refuge et un appui, un secours toujours présent dans la détresse. C'est pourquoi nous sommes sans crainte quand la terre est bouleversée, quand les montagnes sont ébranlées au cœur des mers. L'Eternel, le maître de l'univers, est avec nous, le Dieu de

Jacob est une forteresse pour nous.

Psaumes 61:1-2 Ô Dieu, écoute mes cris, sois attentif à ma prière ! Des extrémités de la terre, dans ma faiblesse, je crie à toi : conduis-moi sur le rocher trop élevé pour moi !

Ésaïe 12:2 Dieu est mon Sauveur. Je serai plein de confiance et je n'aurai plus peur, car l'Eternel, oui, l'Eternel est ma force et le sujet de mes louanges. C'est lui qui m'a sauvé.

Jérémie 17:7 Béni soit l'homme qui fait confiance à l'Eternel et qui place son espérance en lui !

Jérémie 29:11-13 « En effet, moi, je connais les projets que je forme pour vous, déclare l'Eternel, projets de paix et non de malheur, afin de vous donner un avenir et de l'espérance. Alors vous m'appellerez et vous partirez, vous me prierez et je vous exaucerai. Vous me chercherez et vous me trouverez, parce que vous me chercherez de tout votre cœur. »

Jérémie 32:27 C'est moi qui suis l'Eternel, le Dieu de toute créature. Y a-t-il quoi que ce soit de trop difficile pour moi ?

Zacharie 4:6b « Ce n'est ni par la puissance ni par la force, mais c'est par mon Esprit, dit l'Eternel, le maître de l'univers. »

Matthieu 6:27 Qui de vous, par ses inquiétudes, peut ajouter un instant à la durée de sa vie ?

Matthieu 6:33 Recherchez d'abord le royaume et la justice de Dieu, et tout cela vous sera donné en plus.

Matthieu 6:34 Ne vous inquiétez donc pas du lendemain, car le lendemain prendra soin de lui-même. À chaque jour suffit sa peine.

Matthieu 10:28 Ne redoutez pas ceux qui tuent le corps mais qui ne peuvent pas tuer l'âme. Redoutez plutôt celui qui peut faire périr l'âme et le corps en enfer.

Matthieu 19:26 Jésus les regarda et leur dit : « Aux hommes cela est impossible, mais à Dieu tout est possible. »

Romains 8:28 Du reste, nous savons que tout contribue au bien de ceux qui aiment Dieu, de ceux qui sont appelés conformément à son plan.

Romains 5:3-5 Bien plus, nous sommes fiers même de nos détresses, sachant que la détresse produit la persévérance, la persévérance la victoire dans l'épreuve, et la victoire dans l'épreuve l'espérance. Or cette espérance ne trompe pas, parce que l'amour de Dieu est déversé dans notre cœur par le Saint-Esprit qui nous a été donné.

Romains 8:35–37 Qui nous séparera de l'amour de Christ ? Serait-ce la détresse, l'angoisse, la persécution, la faim, le dénuement, le danger ou l'épée ? De fait, il est écrit : C'est à cause de toi qu'on nous met à mort à longueur de journée, qu'on nous considère comme des brebis destinées à la boucherie. Au contraire, dans tout cela nous sommes plus que vainqueurs grâce à celui qui nous a aimés.

Philippiens 1:21 En effet, Christ est ma vie et mourir représente un gain.

1 Jean 4:4 Vous, petits enfants, vous êtes de Dieu et vous avez vaincu ces prétendus prophètes parce que celui qui est en vous est plus grand que celui qui est dans le monde.

Voir aussi : avidité/convoitise, colère, insatisfaction, jugement et insécurité.

Insatisfaction, ennui et solitude

1. Pourquoi ressentez-vous malheur, ennui ou solitude ?
2. Qu'est-ce qui, selon vous, vous rendrait heureuse ?
3. Cela vous rendra-t-il vraiment heureuse ? Pourquoi ?
4. Êtes-vous capable de créer les conditions qui vous permettrait d'atteindre le bonheur ?
   a. **Oui** : Si oui, pensez-vous que Dieu veut que vous y travailliez ? Pourquoi ?
   b. **Non** : Si non, que pourriez-vous faire d'autre pour rendre votre vie meilleure ? Expliquez.
5. Dieu suffit-il à vous satisfaire même quand vous n'obtenez pas ce que vous voulez ?
6. Que pouvez-vous faire aujourd'hui pour vous rapprocher de Lui ?
7. Que pouvez-vous faire aujourd'hui pour manifester votre amour envers les autres ? Répondez précisément.
8. Y a-t-il quelque chose que vous devriez accepter ?
9. Faut-il que vous accueilliez quelque chose les mains ouvertes ?
10. Y a-t-il quelque chose que Dieu veut que vous fassiez ?
11. De quoi pouvez-vous rendre grâce à Dieu dans cette situation ?

Choses que vous pourriez avoir à accepter concernant l'ennui : que la vie n'est pas toujours amusante et palpitante ; et que parfois il faut laisser tomber l'amusement et les choses palpitantes afin d'aimer correctement les autres.

Choses que vous pourriez avoir à accepter concernant la solitude : que les autres ne nous aiment pas toujours de la façon dont on voudrait qu'ils nous aiment ; que parfois les autres nous quittent quand on voudrait qu'ils restent ; qu'il peut être difficile de se faire des amis ; et que c'est peut-être vous qui devriez faire le premier pas si vous aimeriez avoir plus d'amis.

Choses que vous pourriez avoir à accepter concernant l'insatisfaction : que la vie ne se déroule pas toujours comme on le voudrait ; que les autres ne font pas toujours ce que l'on voudrait qu'ils fassent ; que Dieu nous demande d'aimer même quand ce n'est pas facile ou amusant d'aimer ; et que Dieu nous demande d'être reconnaissant même quand on ne se sent pas empli de reconnaissance.

Choses que vous pourriez avoir à confesser concernant l'ennui, l'insatisfaction et la solitude : que vous donnez à quelque chose plus d'importance que Dieu ne le veut ; que vous n'accueillez pas toutes les choses les mains ouvertes ; que vous comptez sur les gens et les choses pour réaliser vos besoins au lieu de compter sur Dieu ; que vous vous attendez à ce que d'autres fassent le premier pas vers vous au lieu de faire le premier pas vers les autres ; et que votre esprit est trop exigeant.

Versets de la Bible

Psaumes 43:5 Pourquoi être abattue, mon âme, et pourquoi gémir en moi ? Espère en Dieu, car je le louerai encore ! Il est mon salut et mon Dieu.

Psaumes 40:2-4a J'avais mis mon espérance en l'Eternel, et il s'est penché vers moi, il a écouté mes cris. Il m'a retiré de la fosse de destruction, du fond de la boue, et il a établi mes pieds sur le rocher, il a affermi mes pas. Il a mis dans ma bouche un cantique nouveau, une louange à notre Dieu.

Psaumes 63:2 Ô Dieu, tu es mon Dieu, je te cherche. Mon âme a soif de toi, mon corps soupire après toi, dans une terre aride, desséchée, sans eau.

Psaumes 63:7-9 Lorsque je penserai à toi sur mon lit, lorsque je méditerai sur toi pendant les heures de la nuit. Oui, tu es mon secours, et je crie de joie à l'ombre de tes ailes. Mon âme est attachée à toi. Ta main droite me soutient.

Psaumes 68:20-21a Béni soit le Seigneur chaque jour ! Dieu porte nos fardeaux, il nous sauve. Dieu est pour nous le Dieu des délivrances.

Psaumes 73:25 Qui d'autre ai-je au ciel ? Et sur la terre je ne prends plaisir qu'en toi.

Jonas 2:10a Quant à moi, je t'offrirai des sacrifices avec un cri de reconnaissance,

2 Corinthiens 4:8-9 Nous sommes pressés de toutes parts, mais non écrasés ; inquiets, mais non désespérés ; persécutés, mais non abandonnés ; abattus, mais non anéantis.

Jean 16:33 Je vous ai dit cela afin que vous ayez la paix en moi [Jésus]. Vous aurez à souffrir dans le monde, mais prenez courage : moi, j'ai vaincu le monde.

Philippiens 1:21 En effet, Christ est ma vie et mourir représente un gain.

Philippiens 3:7 Mais ces qualités qui étaient pour moi des gains, je les ai regardées comme une perte à cause de Christ.

Philippiens 4:11-13 Ce n'est pas à cause de mes besoins que je dis cela, car j'ai appris à être satisfait de ma situation. Je sais vivre dans la pauvreté et je sais vivre dans l'abondance. Partout et en toutes circonstances j'ai appris à être rassasié et à avoir faim, à être dans l'abondance et à être dans le besoin. Je peux tout par celui qui me fortifie, [Christ].

1 Thessaloniciens 5:18 Exprimez votre reconnaissance en toute circonstance, car c'est la volonté de Dieu pour vous en Jésus-Christ.

1 Timothée 6:7-8 En effet, nous n'avons rien apporté dans le monde et nous ne pouvons rien en emporter. Si donc nous avons de la nourriture et des vêtements, cela nous suffira.

1 Jean 3:16 Voici comment nous avons connu l'amour : Christ a donné sa vie pour nous ; nous aussi, nous devons donner notre vie pour les frères et sœurs.

Voir aussi : colère, frustration, insécurité, procrastination et inquiétude.

Versets bibliques sur l'insécurité

Psaumes 3:3 Mais toi, Eternel, tu es mon bouclier, tu es ma gloire, et tu relèves ma tête.

Psaumes 27:1b, 5 L'Eternel est le soutien de ma vie : qui devrais-je redouter ? Car il me protégera dans son tabernacle, il m'élèvera sur un rocher.

Psaumes 37:23-24 L'Eternel affermit les pas de l'homme, et il prend plaisir à sa voie ; s'il tombe, il n'est pas rejeté, car l'Eternel lui prend la main.

Psaumes 91:2-4 Je dis à l'Eternel : « Tu es mon refuge et ma forteresse, mon Dieu en qui je me confie ! » Oui, c'est lui qui te délivre du piège de l'oiseleur et de la peste dévastatrice. Il te couvrira de ses ailes et tu trouveras un refuge sous son plumage. Sa fidélité est un bouclier et une cuirasse.

Psaumes 139:13-15 C'est toi qui as formé mes reins, qui m'as tissé dans le ventre de ma mère. Je te loue de ce que je suis une créature si merveilleuse. Tes œuvres sont admirables, et je le reconnais bien. Mon corps n'était pas caché devant toi lorsque j'ai été fait dans le secret, tissé dans les profondeurs de la terre.

Psaumes 147:2-3 L'Eternel reconstruit Jérusalem, il rassemble les exilés d'Israël ; il guérit ceux qui ont le cœur brisé et panse leurs blessures.

Ésaïe 62:4a, 5b On ne t'appellera plus « abandonnée », on ne dira plus à ta terre « dévastation », mais on t'appellera « mon plaisir est en elle » et l'on appellera ta terre « mariée », car l'Eternel prend plaisir en toi et tout comme la fiancée fait la joie de son fiancé, tu feras la joie de ton Dieu.

Jérémie 31:20 « Ephraïm est-il donc pour moi un fils chéri, un enfant qui fait mon plaisir, pour que chaque fois que je parle contre lui son souvenir reste si fort en moi ? C'est que je suis profondément bouleversé quand il est question de lui, je ressens beaucoup de compassion pour lui, déclare l'Eternel. »

Jérémie 31:3-4 De loin, l'Eternel s'est montré à moi : « Je t'aime d'un amour éternel, c'est pourquoi je te conserve ma bonté. » Je te rétablirai encore et tu seras rétablie, jeune fille d'Israël ! Tu resplendiras encore avec tes tambourins et tu te mêleras aux danses de ceux qui manifestent leur joie.

Sophonie 3:17 L'Eternel, ton Dieu, est au milieu de toi un héros qui sauve. Il fera de toi sa plus grande joie. Il gardera le silence dans son amour, puis il se réjouira à grands cris à ton sujet.

Zacharie 2:10 Allons, allons ! Fuyez du pays du nord, déclare l'Eternel, car je vous avais dispersés aux quatre coins de l'horizon, déclare l'Eternel.

Romains 3:23 Tous ont péché et sont privés de la gloire de Dieu.

Romains 5:8 Mais voici comment Dieu prouve son amour envers nous : alors que nous étions encore des pécheurs, Christ est mort pour nous.

Galates 1:10 Maintenant, est-ce la faveur des hommes que je recherche ou celle de Dieu ? Est-ce que je cherche à plaire aux hommes ? Si je plaisais encore aux hommes, je ne serais pas serviteur de Christ.

Éphésiens 2:10 En réalité, c'est lui qui nous a faits ; nous avons été créés en Jésus-Christ pour des œuvres bonnes que Dieu a préparées d'avance afin que nous les pratiquions.

Romains 8:1 Il n'y a donc maintenant aucune condamnation pour ceux qui sont en Jésus-Christ.

Philippiens 1:6 Je suis persuadé que celui qui a commencé en vous cette bonne œuvre la poursuivra jusqu'à son terme, jusqu'au jour de Jésus-Christ.

Romains 8:35, 38-39 Qui nous séparera de l'amour de Christ ? Serait-ce la détresse, l'angoisse, la persécution, la faim, le dénuement, le danger ou l'épée ? En effet, j'ai l'assurance que ni la mort ni la vie, ni les anges ni les dominations, ni le présent ni l'avenir, ni les puissances, ni la hauteur, ni la profondeur, ni aucune autre créature ne pourra nous séparer de l'amour de Dieu manifesté en Jésus-Christ notre Seigneur.

2 Corinthiens 5:9 C'est aussi pour cela que nous nous efforçons de lui être agréables, soit que nous vivions dans ce corps, soit que nous le quittions.

1 Pierre 2:9 Vous, au contraire, vous êtes un peuple choisi, des prêtres royaux, une nation sainte, un peuple racheté afin de proclamer les louanges de celui qui vous a appelés des ténèbres à sa merveilleuse lumière.

Voir aussi : regret, insatisfaction, inquiétude et auto-condamnation.

Astuces

Lorsque vous priez ces lignes, imaginez Dieu faisant les choses que ces versets évoquent. Imaginez-Le s'abaissant pour vous prendre la main lorsque vous avez dit quelque chose de stupide. Ou vous soulevant sur un rocher pour vous protéger lorsque la vie est difficile. Ou vous souriant tout en écartant Ses bras en disant : « Viens à moi, enfant qui fait mon plaisir. »

Je prie pour que lorsque vous imaginerez Dieu dans ce rôle, vous vous sentirez couvert d'amour, chéri et accepté par

Votre Père qui, alors qu'il connaît chacun de vos péchés, tire tout de même du plaisir de vous.

Insécurité : auto-condamnation

1. Pourquoi pensez-vous être en situation d'échec (mauvaise personne, mauvais chrétien, etc.) ?
2. Cela vous place-t-il vraiment en situation d'échec (mauvaise personne, mauvais chrétien, etc.) ? *
3. Qui a défini les critères que vous utilisez pour déterminer si oui ou non vous êtes acceptable ?
4. Que pense Dieu de ces critères ?
5. Que ressent Dieu à votre sujet ? (Voir les versets relatifs à l'insécurité pour des idées.)
6. Dieu n'est pas un parent perfectionniste qui condamne. C'est un père aimant qui dit : « Viens à moi, toi que j'aime, et laisse-moi t'aider. » Dans quels domaines avez-vous besoin d'aide ?
7. Prenez un peu de temps pour Lui demander de vous accorder Son aide dans ces domaines.
8. Y a-t-il quelque chose que vous devriez accepter ?
9. Y a-t-il quelque chose que Dieu veut que vous fassiez ?
10. De quoi pouvez-vous rendre grâce à Dieu dans cette situation ?

* Si vous rencontrez des difficultés à répondre à cette question, parcourez les versets relatifs à l'insécurité et réfléchissez à la grâce. Si vous suivez la voie du mauvais chrétien, réfléchissez à la vie de David et à Romains 3:23.

Choses que vous pourriez avoir à accepter : que vous ne serez jamais aussi bon que vous l'aimeriez ; que les autres verront vos imperfections comme vous voyez les leurs ; et que de temps à autres vous échouerez. C'est le lot de tout un chacun – c'est inhérent à la condition humaine, alors autant commencer dès maintenant à l'accepter !

Choses que vous pourriez avoir à confesser : condamner quelqu'un que Dieu aime (vous !) ; vous accorder la permission d'abandonner parce que vous avez l'impression d'être en situation d'échec ; rendre le « succès » plus important que Dieu veut que vous le rendiez.

Voir aussi : sentiment d'inadaptation, insatisfaction, envie, avidité/convoitise, inquiétude et colère.

Insécurité : plaire aux gens

Note : Utilisez les questions du thème « Répondre aux attentes » si quelque vous demande quelque chose ou attend de vous quelque chose.

1. Pourquoi désirez-vous rendre cette personne heureuse ?
2. Qu'est-ce qui la rendra heureuse ?
3. Êtes-vous capable de faire cela ?
4. Cela la rendra-t-il vraiment heureuse ? Expliquez.
5. Est-ce que vous :
   a. Interférez avec ce que Dieu veut concernant la vie de cette personne en vous évertuant à la rendre heureuse ? Expliquez.
   b. Êtes tenté de faire quelque que Dieu ne veut pas que vous fassiez (ou d'éviter de faire quelque chose que Dieu veut que vous fassiez) simplement afin de pouvoir rendre cette personne heureuse ? Expliquez.
   c. Vous souvenez que seul Dieu peut satisfaire cette personne et la rendre heureuse ?
   d. Négligez vos responsabilités (parentales, par exemple) rien que pour éviter d'irriter cette personne ?
6. Comment pensez-vous que Dieu veuille que vous gériez cette situation ?
7. Pourquoi pensez-vous qu'il veut que vous la gériez de la sorte ?
8. Que vous faudrait-il sacrifier, abandonner ou risquer pour faire ce que Dieu veut que vous fassiez ?
9. Qu'y gagneriez-vous si vous faites ce que Dieu veut que vous fassiez ?
10. Y a-t-il quelque chose que vous devriez accepter ?
11. De quoi pouvez-vous rendre grâce à Dieu dans cette situation ?

Choses que vous pourriez avoir à accepter : qu'il est impossible de rendre tout le monde heureux même en y mettant tous les efforts du monde ; que parfois les gens sont malheureux et qu'on ne peut rien y faire ; et que parfois Dieu veut en fait que vous fassiez des choses qui rendent les autres malheureux. C'est également une bonne chose de se souvenir que le fait que d'autres personnes soient malheureuses ne signifie pas qu'elles ne vous aiment pas. La plupart du temps, cela n'exprime rien d'autre que le fait qu'elles sont malheureuses.

Choses que vous pourriez avoir à confesser : idolâtrer l'évitement du conflit ou le fait que tout le monde vous aime ; rendre la vie tellement facile pour les autres qu'ils n'ont jamais l'opportunité d'apprendre à dépendre de Dieu ; et se soucier plus de ce que les autres pensent que de ce que Dieu pense.

Voir aussi : répondre aux attentes, avidité/convoitise, inquiétude et sentiment d'inadaptation.

Insécurité : répondre aux attentes

1. Qu'est-ce que cette personne veut que vous fassiez ?
2. Êtes-vous capable de faire ce qu'elle veut que vous fassiez ?
3. Pourquoi ressentez-vous le besoin de répondre à ses attentes ?
4. Y'a-t-il une bonne raison de faire ce que cette personne veut que vous fassiez ? Pourquoi ?
5. Pensez-vous qu'il soit possible de bien aimer une personne si l'on essaye toujours de répondre à ses attentes ? Pourquoi ?
6. Comment géreriez-vous cette situation si vous n'aviez pas à vous soucier de ne pas décevoir cette personne ? Pourquoi la géreriez-vous de cette façon ?
7. Comment pensez-vous que Dieu veuille que vous gériez cette situation ?
8. Pourquoi pensez-vous qu'Il veuille que vous la gériez de cette façon ?
9. Y a-t-il quelque chose qu'il vous faut abandonner pour faire ce que Dieu veut que vous fassiez ?
10. Y a-t-il quelque chose que vous devriez accepter ?

Note : Si vous avez du mal à prendre une décision, lisez les questions relatives à la prise de décision sur mon blog. Le message (en anglais uniquement pour le moment) a pour titre : « *Decision Making et God's Will : 13 Questions To Help.* »

Choses que vous pourriez avoir à accepter : que vous ne

pouvez pas rendre tout le monde heureux même en y mettant tous les efforts du monde ; que vous ne savez pas toujours ce qui est le mieux ; que certaines personnes vous en voudront si vous leur dites « non » ; que parfois il faut leur dire « non ».

Choses que vous pourriez avoir à confesser : fonder vos décisions sur ce que les autres veulent que vous fassiez plutôt que sur ce que Dieu veut que vous fassiez ; négliger vos autres responsabilités afin de ne pas énerver quelqu'un ; faire des choses pour vous protéger plutôt que par amour pour Dieu et les autres ; faire les choses à contrecœur plutôt que de bon cœur ; et faire une idole des opinions des autres personnes que vous.

Voir aussi : colère, insatisfaction, sentiment de rejet et de condamnation, plaire aux gens, frustration et inquiétude.

Insécurité : sentiment d'inadaptation

1. Pourquoi vous sentez-vous inadapté ?
2. Selon vous, que vous faut-il faire ou comment vous faut-il être pour devenir acceptable ?
3. Êtes-vous capable de faire cela dès maintenant ?
4. À quoi ressemblez-vous lorsque vous vous voyez à travers les yeux des autres, et/ou à travers les yeux de vos propres attentes ?
5. Est-ce ainsi que Dieu vous voit ?
6. Qui êtes-vous aux yeux de Dieu et que ressent-Il à votre égard ? (Lisez les versets relatifs à l'insécurité pour des idées.)
7. En quoi le point de vue de Dieu diffère-t-il du vôtre ou de celui des autres personnes ?
8. Si le Dieu vivant, Roi de l'univers, dit que vous êtes acceptable, y a-t-il une seule personne, vous compris, qui puisse affirmer que vous n'êtes pas acceptable ?
9. L'amour de Dieu suffit-il à vous satisfaire même si vous n'êtes pas la personne que vous aimeriez être ?
10. De quoi pouvez-vous rendre grâce à Dieu dans cette situation ?

Note : Si c'est le péché qui cause votre sentiment d'inadaptation, alors c'est que Dieu veut que vous affrontiez votre péché Et que vous vous atteliez à vous transformer en renouvelant votre esprit (Hébreux 12, Romains 12:1-2). Mais Il est un Dieu d'amour qui désire vous aider et non un Dieu de condamnation qui cherche à vous flageller (Osée, Romains 8:1, Révélations 12:10, versets relatifs à l'Insécurité).

Choses que vous pourriez avoir à accepter : que vous n'atteindrez jamais la perfection à laquelle vous aspirez ; que vous ne pouvez pas dissimuler vos fautes et péchés aux autres ; et qu'il est impossible de vivre sans faire des erreurs de temps à autres. Heureusement, tout le monde est dans le même bateau et Dieu suffit à rattraper tous nos défauts !

Choses que vous pourriez avoir à confesser : vous soucier plus de devenir une personne parfaite que de bien aimer Dieu et les autres ; vous soucier plus que les autres vous aiment et vous acceptent que d'aimer et d'accepter les autres ; et passer tant de temps à essayer à être acceptable aux yeux du monde que vous n'avez plus de temps à passer avec Dieu.

Voir aussi : insatisfaction, auto-condamnation et regret.

Insécurité : sentiment de rejet ou de condamnation

1. Est-il possible de vivre une vie sans aucun rejet ni condamnation ? (Si non, quelle est la triste vérité à accepter dès le départ ?)

2. Qu'a fait cette personne pour que vous vous sentiez rejeté ou condamné ? Répondez précisément.

3. Cette personne fait-elle cela avec les autres personnes, ou ne le fait-elle qu'avec vous ? (Si elle ne le fait qu'avec vous, pourquoi selon vous ne le fait-elle qu'avec vous ?)

4. Pensez-vous que ce comportement soit un signe qu'elle ne vous aime pas ou ne vous respecte pas vous en particulier, ou n'est-ce qu'un exemple de la façon dont elle réagit aux autres personnes en général ?

5. Avez-vous fait quoi que ce soit pour que cette personne vous rejette ou vous condamne ? Si oui, qu'avez-vous fait ? (Si non, passez à la question 7)

6. Pensez-vous que Dieu voulait que vous fassiez cela ? Expliquez.

    a. **Oui :** si oui, êtes-vous prêt à être rejeté et condamné pour Dieu ?

    b. **Non :** si non, que pensez-vous que Dieu veuille que vous fassiez maintenant, étant donné qu'Il vous est impossible de changer ce qui a déjà été fait ? (Par exemple : vous excuser, offrir une compensation, laisser couler, essayer de changer, etc.)

    c. **Pas sûr :** votre action était-elle aimante ? Si non, y avait-il une bonne raison (au sens biblique) pour l'accomplir, en gardant 1 Corinthiens 13 en tête ?

    d. **Dieu s'en fiche :** Préféreriez-vous que cette personne vous aime et vous accepte, ou continuer à faire ce que vous faites ? (Rappelez-vous que vous ne pouvez pas contrôler l'autre personne.)

7. Vous faut-il accepter quelque chose concernant cette personne et sa manière de gérer les relations ? *

8. L'amour de Dieu suffit-il à vous satisfaire même si cette personne vous rejette ou vous condamne ?

9. Que pensez-vous que Dieu veuille pour vous au milieu de cette situation difficile ? (Voir les versets relatifs à l'insécurité et Hébreux 12:11 pour des idées.)

10. Qui êtes-vous aux yeux de Dieu et que ressent-Il à votre sujet ? (Passez du temps sur cette question.)

11. Comment pensez-vous que Dieu veuille que vous réagissiez à cette personne qui vous condamne ou vous rejette ? *

12. Y a-t-il quelque chose que vous devriez accepter ?

13. De quoi pouvez-vous rendre grâce à Dieu dans cette situation ?

* Note : Si cette personne vous manque de respect, il pourrait être judicieux de mettre des limites. Si cette personne abuse de vous, veuillez obtenir l'aide d'un professionnel aussi vite que possible.

Choses que vous pourriez avoir à accepter : que tout le monde ne pourra vous aimez et vous respecter quels que soient les efforts que vous fournissiez ; que vous n'êtes pas toujours facile à aimer et à respecter (aucun de nous ne l'est) ; que si les gens doivent vous aimer et vous respecter, c'est le vous imparfait et véritable qu'il devront aimer et respecter ; que personne d'autre que Dieu n'est capable de vous aimer et de vous accepter parfaitement.

Choses que vous pourriez avoir à confesser : tout péché que vous auriez commis ayant conduit cette personne à vous rejeter ou vous condamner ; rejeter ou condamner cette personne en retour ; passer plus de temps à faire en sorte que les autres vous aiment et vous respectent qu'à vous efforcer vous-même d'aimer et de respecter les autres ; négliger vos responsabilités afin d'éviter d'énerver quelqu'un.

Voir aussi : insatisfaction, jugement, sentiment d'inadaptation, plaire aux gens et inquiétude.

Insécurité sociale

1. Pourquoi les personnes réunies ici vous intimident-elles ?
2. Si ces personnes rassemblées semblent ne pas vous aimer ou ne pas vous respecter, cela implique-t-il automatiquement que ce soit le cas ? Qu'est-ce que cela pourrait signifier d'autre ?
3. Pensez-vous que Dieu veuille que vous alliez vers ces personnes même si vous risquez le rejet ? Pourquoi ? *
4. Quelle attitude veut-Il que vous ayez ? (Philippiens 2:3-8)
5. Comment Dieu veut-il que vous traitiez les personnes réunies ici ? (1 Corinthiens 13:4-8)
6. Faut-il que vous abandonniez quelque chose pour aimer ces personnes de la bonne manière ? Expliquez.
7. Y a-t-il quelque chose que vous devriez accepter ?
8. De quoi pouvez-vous rendre grâce à Dieu dans cette situation ?

* **Note :** Dans certaines situations, la réponse à cette question peut être « non ». La clé est de baser vos actions sur ce que Dieu veut que vous fassiez, non pas sur ce que vous aimeriez faire. Il vous faudra également accepter cette triste vérité : ce n'est pas parce que vous irez vers les autres que les autres voudront aller vers vous.

Choses que vous pourriez avoir à accepter : qu'il est impossible de vivre sans dire et faire des choses stupides de temps en temps ; que tous les événements sociaux ne vous mettront pas à l'aise ; que vous n'atteindrez jamais la perfection à laquelle vous aspirez ; que vous n'atteindrez jamais la popularité à laquelle vous aspirez ; et que si les gens doivent vous aimer et vous respecter, c'est le vous imparfait et parfois impopulaire qu'ils devront aimer et respecter.

Choses que vous pourriez avoir à confesser : vous souciez plus de ce que les autres pensent que ce que Dieu pense ; vous souciez plus que les autres vous aiment que de vous efforcer d'aimer les autres ; faire des choses que Dieu ne veut pas que vous fassiez afin d'être populaire ; une réticence face à l'inconfort de la prise de risque qu'implique d'aimer correctement les autres.

Voir aussi : insatisfaction, inquiétude, sentiment d'inadaptation et envie.

Versets de la Bible

1 Corinthiens 13:4-8a L'amour est patient, il est plein de bonté ; l'amour n'est pas envieux ; l'amour ne se vante pas, il ne s'enfle pas d'orgueil, il ne fait rien de malhonnête, il ne cherche pas son intérêt, il ne s'irrite pas, il ne soupçonne pas le mal, il ne se réjouit pas de l'injustice, mais il se réjouit de la vérité ; il pardonne tout, il croit tout, il espère tout, il supporte tout. L'amour ne meurt jamais.

Philippiens 2:4 Que chacun de vous, au lieu de regarder à ses propres intérêts, regarde aussi à ceux des autres.

1 Jean 3:16 Voici comment nous avons connu l'amour : Christ a donné sa vie pour nous ; nous aussi, nous devons donner notre vie pour les frères et sœurs.

Voir aussi : insatisfaction, autres question sur l'insécurité, inquiétude et versets bibliques sur l'insécurité.

Jugement

1. La chose que vous jugez est-elle un péché ou simplement une manière différente de faire les choses ?
2. Si c'est une manière différente :
   a. Dieu veut-il que vous fassiez de vos propres critères une loi que les autres doivent suivre ?
   b. Êtes-vous prêt à accepter des manières différentes de faire les choses ?
3. Si c'est un péché :
   a. Le péché de cette personne vous rend-il triste, ou vous conduit-il à la condamner ?
   b. Êtes-vous guidé par le désir de ramener cette personne à Dieu ou vous souciez-vous plus de la façon dont son comportement affecte votre vie (que ce soit directement ou indirectement) ?
   c. Quel peut être la meilleure façon d'aider cette personne ?
4. Comment vous comparez-vous à cette personne que vous jugez ? La jugez-vous depuis une position de force ou de faiblesse ?
   a. **De force face à une faiblesse :**
      - Si vous n'avez jamais combattu cette faiblesse : réalisez-vous à quel point vous êtes béni de n'avoir jamais bataillé contre elle ?
      - Si vous avez surmonté cette faiblesse : remerciez-vous bien Dieu de vous avoir accordé la force et le désir de la surmonter, ou commencez-vous à croire que vous êtes seul responsable de ce succès ?
   b. **De faiblesse face à une faiblesse :**

- Pourquoi la condamnez-vous chez quelqu'un d'autre quand vous savez à quel point il est difficile de la surmonter ?

c. **De faiblesse face à une force ?**

- La force de cette personne mérite-t-elle votre jugement simplement parce que vous êtes faible dans ce domaine ?

5. Le péché ou la faute de cette personne est-elle pire que le péché que vous-même commettez en la condamnant ?

6. Comment pensez-vous que Dieu veuille que vous réagissiez face à cette personne ?

7. Y a-t-il quelque chose que vous devriez accepter ?

8. Avez-vous quelque chose à confesser ?

9. De quoi pouvez-vous rendre grâce à Dieu dans cette situation ?

Choses que vous pourriez avoir à accepter : que les gens agissent mal parfois ; que parfois ils s'en tirent bien qu'ils agissent mal ; que votre façon de voir les choses n'est pas toujours la meilleure ou la seule ; et que vous ne pouvez pas contrôler les autres.

Choses que vous pourriez avoir à confesser : agir comme Dieu sans être Dieu ; faire de vos propres critères une loi que les autres doivent suivre ; trop vous soucier de choses vis-à-vis de quoi Dieu est indifférent (telles l'apparence ou le statut) ; pécher par arrogance, orgueil ou ressentiment.

Versets de la Bible

Matthieu 7:3-5 Pourquoi vois-tu la paille qui est dans l'œil de ton frère et ne remarques-tu pas la poutre qui est dans ton œil ? Ou comment peux-tu dire à ton frère : « Laisse-moi enlever la paille de ton œil », alors que toi, tu as une poutre dans le tien ? Hypocrite, enlève d'abord la poutre de ton œil, et alors tu verras clair pour retirer la paille de l'œil de ton frère.

Jean 3:17 Dieu, en effet, n'a pas envoyé son Fils dans le monde pour juger le monde, mais pour que le monde soit sauvé par lui.

Romains 2:4 Ou méprises-tu les richesses de sa bonté, de sa patience et de sa générosité en ne reconnaissant pas que la bonté de Dieu te pousse à changer d'attitude ?

Romains 14:4 Qui es-tu pour juger le serviteur d'un autre ? Qu'il tienne bon ou qu'il tombe, cela regarde son seigneur. Mais il tiendra bon, car Dieu a le pouvoir de l'affermir.

Romains 14:13 Ne nous jugeons donc plus les uns les autres, mais veillez plutôt à ne pas placer d'obstacle ou de piège devant votre frère.

Jacques 4:6 Cependant, la grâce qu'il accorde est plus grande encore, c'est pourquoi l'Ecriture dit : » Dieu s'oppose aux orgueilleux, mais il fait grâce aux humbles. »

Jacques 4:11-12 Ne dites pas du mal les uns des autres, frères et sœurs. Celui qui parle contre un frère ou qui juge son frère parle contre la loi et juge la loi. Or, si tu juges la loi, tu ne la mets pas en pratique, mais tu t'en fais le juge. Un seul est législateur [et juge] : c'est celui qui peut sauver et perdre. Mais toi, qui es-tu pour juger ton prochain ?

Voir aussi : colère, envie, insécurité et orgueil.

Orgueil

1. Pourquoi pensez-vous être une meilleure personne ou un meilleur chrétien que cette autre personne ?
2. Dieu pense-t-Il que vous soyez meilleur ? Si non, que pense-t-Il ?
3. Comment le fait de vous placer « au-dessus » de cette personne affecte votre relation à Dieu et votre relation à cette personne ?
4. Vous rappelez-vous que Dieu vous a donné tout ce que vous avez ou commencez-vous à penser que vous êtes seul responsable de tout ?
5. Quelles bénédictions Dieu vous a-t-Il accordées ?
6. Comment veut-Il que vous utilisiez ces bénédictions ?
7. Avez-vous quelque chose à confesser ?
8. De quoi pouvez-vous Lui être redevable dans cette situation ?

Choses que vous pourriez avoir à accepter : que vous n'êtes pas aussi extraordinaire que vous le pensez ; que vous n'êtes pas meilleur que les autres ; et que Dieu vous a donné tout ce que vous avez.

Choses que vous pourriez avoir à confesser : en faire plus à votre sujet que vous avez le droit de faire ; une réticence à changer ; une réticence à admettre vos propres péchés ; une réticence à servir les autres ; un échec à reconnaître que c'est Dieu, et non vous-même, le responsable de vos forces.

Versets de la Bible

Exode 3:5 Dieu dit : « Ne t'approche pas d'ici, retire tes sandales, car l'endroit où tu te tiens est une terre sainte. »

Deutéronome 8:17-18a Fais bien attention à ne pas dire dans ton cœur : « C'est ma force et la puissance de ma main qui m'ont permis d'acquérir ces richesses. » Souviens-toi de l'Eternel, ton Dieu, car c'est lui qui te donnera de la force pour les acquérir.

Psaumes 100:3 Sachez que l'Eternel est Dieu ! C'est lui qui nous a faits, et nous lui appartenons : nous sommes son peuple, le troupeau dont il est le berger.

Psaumes 138:6 L'Eternel est élevé, mais il voit les humbles et il reconnaît de loin les orgueilleux.

1 Corinthiens 4:7 En effet, qui est celui qui te distingue ? Qu'as-tu que tu n'aies pas reçu ? Et si tu l'as reçu, pourquoi faire le fier comme si tu ne l'avais pas reçu ?

2 Corinthiens 3:5 Je ne dis pas que nous soyons capables, par nous-mêmes, de concevoir quelque chose comme si cela venait de nous. Notre capacité, au contraire, vient de Dieu.

1 Pierre 5:5b Revêtez-vous d'humilité, car Dieu s'oppose aux orgueilleux, mais il fait grâce aux humbles.

1 Pierre 5:6 Humiliez-vous donc sous la puissante main de Dieu, afin qu'il vous élève au moment voulu.

Voir aussi : colère, envie et jugement.

Regret

1. Qu'auriez-vous aimé avoir fait ou ne pas avoir fait ?
2. Pensez-vous que Dieu aurait souhaité que vous fassiez les choses différemment ? Pourquoi ?
3. Puisque qu'il vous est impossible de revenir en arrière pour changer ce que vous avez fait (ou pas fait), comment pensez-vous que Dieu veuille que vous réagissiez à présent ?
4. Comment Satan voudrait-il que vous réagissiez ?
5. Quel gain tirerez-vous de cette expérience si vous réagissez comme Dieu veut que vous réagissiez ?
6. Dieu peut-il résoudre votre situation même si vous êtes dans un pétrin terrible ? Expliquez.
7. Y a-t-il quelque chose que vous devriez accepter ?
8. Avez-vous quelque chose à confesser ?
9. Devez-vous faire des excuses ou réparer des torts commis envers quelqu'un ?
10. De quoi pouvez-vous rendre grâce à Dieu dans cette situation ?

Choses que vous pourriez avoir à accepter : qu'il est impossible de revenir en arrière pour changer ce que l'on a fait ; que, parfois, nos actions blessent les autres ; qu'il est impossible de tout régler dans la vie ; qu'il faut vivre avec les conséquences de ses actes ; et que parfois, on fait de mauvais choix dans la vie – c'est notre lot à tous. Mais n'oubliez jamais que Dieu peut tout réparer.

Choses que vous pourriez avoir à confesser : n'avoir pas fait quelque chose que Dieu voulait que vous fassiez ; avoir fait quelque chose que Dieu ne voulait pas que vous fassiez ; et avoir donné à quelque chose plus d'importance que Dieu ne le voulait.

Versets de la Bible

Proverbes 3:5-6 Confie-toi en l'Eternel de tout ton cœur et ne t'appuie pas sur ton intelligence ! Reconnais-le dans toutes tes voies et il rendra tes sentiers droits.

Jérémie 29:11 « En effet, moi, je connais les projets que je forme pour vous, déclare l'Eternel, projets de paix et non de malheur, afin de vous donner un avenir et de l'espérance. »

Jérémie 32:27 C'est moi qui suis l'Eternel, le Dieu de toute créature. Y a-t-il quoi que ce soit de trop difficile pour moi ?

Jean 8:10-11 Alors il se redressa et, ne voyant plus qu'elle, il lui dit : « Femme, où sont ceux qui t'accusaient ? Personne ne t'a donc condamnée ? » Elle répondit : « Personne, Seigneur. » Jésus lui dit : « Moi non plus, je ne te condamne pas ; vas-y et désormais ne pèche plus. »

Philippiens 3:13-14 Frères et sœurs, je n'estime pas m'en être moi-même déjà emparé, mais je fais une chose : oubliant ce qui est derrière et me portant vers ce qui est devant, je cours vers le but pour remporter le prix de l'appel céleste de Dieu en Jésus-Christ.

Romains 8:28 Du reste, nous savons que tout contribue au bien de ceux qui aiment Dieu, de ceux qui sont appelés conformément à son plan.

Romains 8:1-2 Il n'y a donc maintenant aucune condamnation pour ceux qui sont en Jésus-Christ. En effet, la loi de l'Esprit qui donne la vie en Jésus-Christ m'a libéré de la loi du péché et de la mort.

Philippiens 4:11b-13 J'ai appris à être satisfait de ma situation. Je sais vivre dans la pauvreté et je sais vivre dans l'abondance. Partout et en toutes circonstances j'ai appris à être rassasié et à avoir faim, à être dans l'abondance et à être dans le besoin. Je peux tout par celui qui me fortifie, [Christ].

1 Thessaloniciens 5:18 Exprimez votre reconnaissance en toute circonstance, car c'est la volonté de Dieu pour vous en Jésus-Christ.

1 Jean 1:9 Si nous reconnaissons nos péchés, il est fidèle et juste pour nous les pardonner et pour nous purifier de tout mal.

Voir aussi : colère, insatisfaction, envie, perfectionnisme et inquiétude.

Stress : début de la journée de travail

1. Qu'est-ce qui vous stresse autant aujourd'hui ?
2. Pouvez-vous lister l'ensemble des choses que vous avez à faire ? Si oui, faites-le.
3. Êtes-vous capable d'accomplir tout ce qu'il y a sur votre liste aujourd'hui ?
    a. **Oui :** si oui, alors pourquoi tant de stress ? Envisagez de faire une autre série de questions en fonction de votre réponse à cette question.
    b. **Non :** y a-t-il quelque chose que vous devriez accepter ?
4. Parmi toutes les choses qu'il y a sur votre liste :
    a. Quelles sont les deux que vous craignez le plus ? Pourquoi les craignez-vous ?
    b. Quelles sont les deux choses les plus importantes ?
    c. Y a-t-il quelque chose que vous devez absolument finir aujourd'hui ?
    d. Y a-t-il quelque chose que Dieu veut que vous fassiez aujourd'hui qui ne figure pas sur cette liste ?
5. Après avoir relu vos réponses à la question précédente, faites une liste hiérarchisée et réaliste pour la journée. Si vous avez du mal à suivre la liste, passez aux questions relatives à la procrastination.
6. Comment pouvez-vous mieux aimer Dieu et les autres en suivant cette liste aujourd'hui ?
7. Si la vie c'est d'aimer Dieu et les autres, cela sera-t-il la fin du monde si vous ne finissez pas votre liste aujourd'hui ?

Choses que vous pourriez avoir à accepter : que vous ne pouvez pas tout faire ; qu'il se pourrait que vous ne puissiez le faire aussi bien que vous le voudriez ; et que parfois on est occupé dans la vie et on ne peut rien y faire.

Choses que vous pourriez avoir à confesser : rendre le divertissement, le travail, les projets ou les loisirs plus importants que Dieu veut que vous les rendiez ; être si occupé que vous n'avez plus de temps pour Dieu ; et blesser les autres dans votre quête de faire des choses.

Versets de la Bible

Psaumes 18:29 Avec toi je me précipite sur une troupe tout armée, avec mon Dieu je franchis une muraille.

Psaumes 18:34 Il exerce mes mains au combat, et mes bras tendent l'arc de bronze.

Psaumes 61:3-5 Des extrémités de la terre, dans ma faiblesse, je crie à toi : conduis-moi sur le rocher trop élevé pour moi ! Oui, tu es pour moi un refuge, une tour fortifiée, en face de l'ennemi. Je voudrais habiter éternellement dans ta tente, me réfugier sous l'abri de tes ailes.

Ésaïe 40:31 Mais ceux qui comptent sur l'Eternel renouvellent leur force. Ils prennent leur envol comme les aigles. Ils courent sans s'épuiser, ils marchent sans se fatiguer.

Jérémie 29:11-13 « En effet, moi, je connais les projets que je forme pour vous, déclare l'Eternel, projets de paix et non de malheur, afin de vous donner un avenir et de l'espérance. Alors vous m'appellerez et vous partirez, vous me prierez et je vous exaucerai. Vous me chercherez et vous me trouverez, parce que vous me chercherez de tout votre cœur. »

Jérémie 32:27 C'est moi qui suis l'Eternel, le Dieu de toute créature. Y a-t-il quoi que ce soit de trop difficile pour moi ?

Jérémie 42:6b Que cela nous plaise ou pas, nous obéirons à l'Eternel, notre Dieu.

Lamentations 3:22-23 Les bontés de l'Eternel ne sont pas épuisées, ses compassions ne prennent pas fin ; elles se renouvellent chaque matin. Que ta fidélité est grande !

Matthieu 11:28 « Venez à moi, vous tous qui êtes fatigués et courbés sous un fardeau, et je vous donnerai du repos. »

Luc 10:41-42 Jésus lui répondit : « Marthe, Marthe, tu t'inquiètes et tu t'agites pour beaucoup de choses, mais une seule est nécessaire. Marie a choisi la bonne part, elle ne lui sera pas enlevée. »

2 Corinthiens 12:9 Et il m'a dit : « Ma grâce te suffit, car ma puissance s'accomplit dans la faiblesse. » Aussi, je me montrerai bien plus volontiers fier de mes faiblesses afin que la puissance de Christ repose sur moi.

Philippiens 4:13 Je peux tout par celui qui me fortifie, [Christ].

Voir aussi : insécurité, procrastination, perfectionnisme et inquiétude.

Stress : fin de la journée de travail

Qu'est-ce qui vous stresse autant maintenant ? Répondez précisément. Renouvelez vos pensées en vous aidant de la liste ci-dessous.

Si vous êtes stressé parce que vous... :

1. **...ne parvenez pas à arrêter de penser à tout ce que vous avez à faire :** voir auto-condamnation, avidité/convoitise (ce que vous convoitez est une *to-do list* achevée), inquiétude, ou stress de fin de journée à la page suivante.
2. **...vous souciez de ce que les autres penseront si vous n'êtes pas à la hauteur :** voir plaire aux gens, inquiétude, ou répondre aux attentes.
3. **...n'en avez pas assez fait aujourd'hui :** voir regret, auto-condamnation, ou stress de fin de journée.
4. **...avez l'impression de devoir aspirer à la perfection :** voir perfectionnisme ou stress de fin de journée.
5. **...ne voulez rien faire d'autre après une si longue journée :** voir insatisfaction.
6. **... pensez que vous ne *devriez* rien faire d'autre après une si longue journée :** voir mérite.
7. **...êtes frustré par la dureté de la vie :** voir frustration ou manger par lassitude de lutter (adapter les questions à votre bataille en cours).
8. **...avez dit ou fait quelque chose de stupide aujourd'hui :** voir regret.
9. **...êtes inquiet ou irrité :** voir inquiétude ou colère.

Choses que vous pourriez avoir à accepter : que parfois il se passe trop de choses dans la vie ; que l'on n'est pas parfait ; que l'on ne contrôle pas tout ; que parfois on pense à sa journée et on se dit « Je n'ai terminé aucune tâche aujourd'hui. » ; et que parfois on n'arrive pas à finir quoi que ce soit même en travaillant dur toute la journée.

Choses que vous pourriez avoir à confesser : idolâtrer votre *to-do list*, votre travail, vos loisirs, vos divertissements et/ou votre temps libre ; être si absorbé par votre *to-do list* que vous n'avez pas de temps pour Dieu et les autres ; centrer votre vie sur des choses qui ne sont pas Dieu ; blesser les autres dans votre quête de la réalisation des choses.

Questions relatives au stress de fin de journée

1. Qu'avez-vous accompli aujourd'hui ? (Répondez précisément.)
2. Avez-vous réussi à finir tout ce qu'il y avait sur votre liste ?
   a. **Oui :** Si oui, pourquoi êtes-vous toujours stressée ?
   b. **Non :** Si non, que n'êtes-vous pas arrivé à finir et pourquoi ne l'avez-vous pas fini ? (Répondez précisément.)
3. Êtes-vous assez réaliste concernant ce que vous pouvez accomplir chaque jour ?
4. Demain, devrez-vous changer quelque chose dans votre façon de faire les choses ?
5. Vous souvenez-vous que le but de la vie est d'aimer Dieu et les autres ? Si non, quel est le but de la vie selon vous ?
6. Puisqu'il est impossible de modifier ce qui a été fait ou non, que pensez-vous que Dieu veuille que vous fassiez à présent ?
   a. Continuer à travailler frénétiquement, sachant qu'il est essentiel de finir votre liste.
   b. Continuer à travailler à votre rythme, sachant que la vie tourne autour de Dieu et non de votre liste.
   c. Arrêter de travailler, mais passer le reste de la nuit à ressasser ce qui n'a pas été fait.
   d. Arrêter de travailler, oublier la liste et se rappeler que

la vie tourne autour de Dieu et non de votre liste.

7. Pourquoi pensez-vous qu'Il veuille que vous fassiez cela ?
8. Y a-t-il quelque chose que vous devriez Lui confier ?
9. Y a-t-il quelque chose que vous devriez accepter ?
10. Que pensez-vous que Dieu cherche à vous enseigner à travers ces épreuves ?
11. Que vous faudra-t-il faire si vous désirez vraiment apprendre la leçon qu'Il vous enseigne ? (Voir aussi Jean 15:4-5, Romains 12:2.)

Versets de la Bible

Psaumes 46:11 « Arrêtez, et sachez que je suis Dieu ! Je domine sur les nations, je domine sur la terre. »

Psaumes 63:7-9 Lorsque je penserai à toi sur mon lit, lorsque je méditerai sur toi pendant les heures de la nuit. Oui, tu es mon secours, et je crie de joie à l'ombre de tes ailes. Mon âme est attachée à toi. Ta main droite me soutient.

Ésaïe 12:2 Dieu est mon Sauveur. Je serai plein de confiance et je n'aurai plus peur, car l'Eternel, oui, l'Eternel est ma force et le sujet de mes louanges. C'est lui qui m'a sauvé.

Ésaïe 26:3 À celui qui est ferme dans ses intentions tu assures une paix profonde parce qu'il se confie en toi.

Jérémie 32:27 C'est moi qui suis l'Eternel, le Dieu de toute créature. Y a-t-il quoi que ce soit de trop difficile pour moi ?

Jérémie 32:17 Seigneur Eternel, c'est toi qui as fait le ciel et la terre par ta grande puissance et ta force. Rien n'est trop difficile pour toi.

Matthieu 6:24 Personne ne peut servir deux maîtres, car ou il détestera le premier et aimera le second, ou il s'attachera au premier et méprisera le second. Vous ne pouvez pas servir Dieu et l'argent.

Matthieu 11:28-30 « Venez à moi, vous tous qui êtes fatigués et courbés sous un fardeau, et je vous donnerai du repos. Acceptez mes exigences et laissez-vous instruire par moi, car je suis doux et humble de cœur, et vous trouverez le repos pour votre âme. En effet, mes exigences sont bonnes et mon fardeau léger. »

Luc 10:41-42 Jésus lui répondit : « Marthe, Marthe, tu t'inquiètes et tu t'agites pour beaucoup de choses, mais une seule est nécessaire. Marie a choisi la bonne part, elle ne lui sera pas enlevée. »

Jean 14:27 Je vous laisse la paix, je vous donne ma paix. Je ne vous la donne pas comme le monde donne. Que votre cœur ne se trouble pas et ne se laisse pas effrayer.

Jean 15:4-5 Demeurez en moi et je demeurerai en vous. Le sarment ne peut pas porter de fruit par lui-même, sans rester attaché au cep ; il en va de même pour vous si vous ne demeurez pas en moi. Je suis le cep, vous êtes les sarments. Celui qui demeure en moi et en qui je demeure porte beaucoup de fruit, car sans moi vous ne pouvez rien faire.

2 Corinthiens 12:9 Et il m'a dit : « Ma grâce te suffit, car ma puissance s'accomplit dans la faiblesse. » Aussi, je me montrerai bien plus volontiers fier de mes faiblesses afin que la puissance de Christ repose sur moi.

Hébreux 12:11 Certes, au premier abord, toute correction semble un sujet de tristesse, et non de joie, mais elle produit plus tard chez ceux qu'elle a ainsi exercés un fruit porteur de paix : la justice.

Jacques 4:13-15 À vous maintenant qui dites : « Aujourd'hui ou demain nous irons dans telle ville, nous y passerons une année, nous y ferons des affaires et nous gagnerons de l'argent », vous qui ne savez pas ce qui arrivera demain ! En effet, qu'est-ce que votre vie ? C'est une vapeur qui paraît pour un instant et qui disparaît ensuite. Vous devriez dire, au contraire : « Si Dieu le veut, nous vivrons et nous ferons ceci ou cela. »

Annexes : les limites

Par le passé, je ne restreignais jamais mon alimentation lorsque je n'étais pas au régime. Au contraire, durant ma vie hors-régime, je m'autorisais à bien en profiter – manger *ce que* je voulais *quand* je le voulais sans me soucier des conséquences.

Il m'a fallu pas mal de temps pour comprendre que c'était un mauvais moyen de mener sa vie. Que la vie était en fait *meilleure* quand je contrôlais ce que je mangeais.

Je ne sais pas pourquoi cela m'a pris si longtemps. Après tout, j'exerçais le contrôle dans d'autres domaines de ma vie : j'étais fidèle à mon mari, je remboursais mes emprunts chaque mois, je ne disais pas à voix haute la moindre petite chose qui passait par mon esprit.

Alors pourquoi ne pas également contrôler mon alimentation ? Pas uniquement pendant les régimes, mais tout le temps. En d'autres mots, des limites à vie dans le domaine alimentaire.

Des limites à vie

Selon larousse.fr, une limite est une « ligne qui circonscrit un espace » et une « borne au-delà de laquelle ne peut s'étendre une action ». La barrière qui ceint une aire de jeux est un bon exemple de limite. Elle délimite là où les enfants peuvent jouer. Mais ce n'est pas tout. Elle entrave leur impulsivité.

Les enfants adoreraient courir dans la rue et regarder de plus près toutes ces voitures si amusantes qui font tant de bruit – mais la barrière les retient et dit : « Non les enfants, vous ne pouvez pas jouer dans la rue. »

Ça ne veut pas dire que la barrière soit mauvaise. Au contraire, la barrière rend leur vie *meilleure* en les protégeant du danger.

C'est la même chose pour nous. Des limites à vie dans le domaine alimentaire rendent notre vie *meilleure* car elles nous protègent. Oui, elles entravent notre impulsivité, mais vous savez quoi ? Notre impulsivité a besoin d'être entravée. Car il y a des conséquences à manger « n'importe quoi n'importe quand ». En voici quelques-unes :

Des habits dans lesquels on ne rentre plus. Le mal-être. Le diabète. Des articulations douloureuses. Le gain de poids. La dépression. Les maladies cardiaques. Le désespoir. Une mort précoce… et ce ne sont que quelques-uns des ennemis qui rôdent autour de la « barrière » de nos limites, prêts à nous détruire.

Il y a plusieurs moyens de limiter son alimentation à long terme, mais je me contenterai de résumer les trois types de limites les plus communs.

La faim uniquement

Tout d'abord, vous pouvez limiter la fréquence de votre alimentation par la faim – en d'autres mots, ne manger que lorsque vous avez faim et arrêter quand vous êtes rassasié.

L'avantage de cette stratégie est que vous pouvez manger quand vous avez faim et que c'est un moyen naturel de contrôler votre poids.

Le désavantage est qu'il est possible que vous n'ayez pas faim quand vous le voudriez (par exemple lorsque tous vos amis sortent pour une glace ou lorsque toute la famille est attablée pour le dîner).

Si vous choisissez cette alternative, il vous faudra apprendre à planifier vos repas et vos encas pour avoir faim lorsque vous le désirerez.

Repas et encas fixes

Un autre moyen de limiter son alimentation est de respecter un nombre défini de repas et d'encas quotidien. C'est ce que je fais. Mes limites sont trois repas et un encas par jour.

L'avantage est que cela s'intègre facilement à la vie quotidienne. On peut manger avec sa famille tout en ayant un encas à disposition pour les occasions imprévues.

Le désavantage est qu'elle ne garantit ni la perte de poids, ni la stabilité. On peut prendre du poids avec trois repas et un encas s'ils sont trop importants.

Si vous choisissez cette stratégie, vous devrez avoir une idée générale de ce que vous pouvez manger tout en conservant votre poids.

Il vous faudra également prévoir ce que vous allez manger *avant* de vous mettre à table. Si vous mangez quelque chose que vous n'aviez pas prévu de manger (si vous vous resservez, par exemple), considérez que vous avez enfreint vos limites et renouvelez vos pensées.

Points ou calories

Une autre manière de limiter son alimentation est des compter les points ou les calories. L'avantage de ce système est que vous savez exactement ce que vous mangez.

Le désavantage est qu'il faudra passer par tout le travail de comptage et que si vous êtes perfectionniste, vous pourrez sombrer dans une obsession des points et calories. Si c'est votre tendance, envisagez plutôt une des autres alternatives.

Comment choisir ses limites

Si vous avez du mal à décider quelles limites choisir, posez-vous la question : « Avec quoi puis-je vivre pour le restant de ma vie ? »

Vos limites doivent être assez souples pour pouvoir vivre avec en permanence mais assez strictes pour vous empêcher de manger juste pour le plaisir ou pour des raisons émotionnelles.

Prenez en compte votre mode de vie, vos préférences alimentaires et vos problèmes de santé lorsque vous définissez vos limites, et assurez-vous de parler à votre docteur avant toute décision si vous avez des problèmes médicaux.

Les limites à vie sont-elles la réponse ?

Si vous êtes perfectionniste, vous vous direz peut-être, « Il me faut trouver les limites parfaites si je veux que ça fonctionne. » C'est faux ; c'est le renouvellement spirituel qui nous transforme, non le fait de trouver de bonnes limites.

Engagez-vous à renouvelez vos pensées dès que vous enfreignez vos limites. Les questions et versets de la Bible dans ce livre rendent cela aisé.

Un petit avertissement

Il m'est impossible de finir cette section sans un mot pour ceux d'entre vous qui sont tentés de manger trop peu. Si jamais vous avez combattu l'anorexie ou d'autres troubles de l'alimentation ou si des amis ou votre famille vous disent que vous mangez trop peu ou que vous êtes trop maigre, veuillez consulter un professionnel de santé. N'utilisez pas ce livre pour essayer de vous astreindre à suivre des limites que Dieu ne veut pas que vous suiviez.

Tout comme nous pouvons croire des mensonges qui nous font trop manger, nous pouvons également croire ceux qui font manger trop peu. Manger trop peu est dangereux. Cela affecte la densité osseuse, le développement cérébral et tout un tas d'autres domaines. N'étant pas une professionnelle de la santé, je ne suis pas capable de régler ce problème.

Ne croyez pas le mensonge qui vous fait vous considérer en surpoids quand vous ne l'êtes pas. Écoutez votre famille. Écoutez vos amis et apprenez à vous voir à travers les yeux de Dieu.

Il vous aime et Il veut ce qu'il y a de meilleur pour vous, et un corps trop maigre n'est pas ce qu'il y a de mieux ! Ayez foi en Son amour et efforcez-vous de vous débarrasser des mensonges qui proclament qu'il faut être mince, mince, toujours plus mince. Dieu veut que vous ayez un poids sain.

UN MOT SUR L'AUTEURE

Barb Raveling est l'auteure de *Freedom from Emotional Eating, The Renewing of the Mind Project*, et de *Un Goût pour la Vérité : 30 jours d'étude biblique sur la perte de poids*. Elle s'adresse aux gens sur son site barbraveling.com où elle propose un blog et des fichiers audios numériques qui aident à se libérer de ses entraves en renouvelant son esprit grâce à Dieu. Elle habite avec son mari dans le Montana et a quatre enfants, aujourd'hui adultes.